大人の発達障害の真実

診断、治療、
そして
認知機能リハビリテーションへ

傳田健三
Denda Kenzo

誠信書房

◆◆◆ 目 次 ◆◆◆

第**8**章　発達障害に対する
　　　認知機能リハビリテーションの可能性 ―――――― 157

大人の発達障害が注目を集めている

◆◆◆

「自分は発達障害ではないか？」と疑って一般の精神科病院や精神科クリニックを受診する大人が増加している。発達障害の知識が広く一般にも認識されるようになり、自分にも当てはまるのではないかと気づく人が増えてきたのだと考えられる。

しかし本来、発達障害は生来性のものであるため、その特徴的な症状は幼児期から小児期に最も現れやすいはずである。なぜ、大人になるまで見過ごされてきたのだろうか。なぜ、大人になって初めて不適応をきたすようになったのだろうか。それについては後に詳しく述べたいと思う。

大人の発達障害が注目を集めるようになったのは、米国精神医学会の診断基準であるDSMが2013年に改訂され、DSM-5（Diagnostic and Statistical Manual of Mental Disorders, Fifth Edition）[2]となったことがきっかけのひとつである。それまでは、発達障害といえば幼児期や小児期に特有の疾患と考えられてきたので、診断基準の記載内容も幼児期・小児期に相応しい表現がなされていた（例えば、「ごっこ遊びができない」など）。しかし、DSM-5においては、診断基準の記載内容が成人期でも用いることができるものへ大きく変貌を遂げたのである。さらには、大人の発達障害を念頭に置いた診断基準の変更（発症年齢の変更や成人期の必要症状数の変更など）がなされている。すなわち、大人の発達障害が診断しやすくなったという背景が存在するのである。

筆者は2018年より一般の精神科病院に勤務することになり、それを機に「大人の発達障害外来」を開設した[4]。開設して2年が経ち、大人の発達障害の実

態がつかめてきたこと，そしてその対応がようやく軌道に乗るようになったことから，ここに臨床の実際を報告したいと考えた。本稿では，発達障害のうち，主に自閉スペクトラム症（Autism Spectrum Disorder: ASD）と注意欠如・多動症（Attention-Deficit/Hyperactivity Disorder: ADHD）を中心に述べたいと思う。

I　大人になって初めて受診する発達障害とは？

　大人になって初めて受診する大人の発達障害には2つの場合がある。ひとつは，小児期に他の児童精神科で診察を受けていた人が成人期になって一般精神科を受診する場合であり，今ひとつは，小児期には精神科を受診しておらず，成人期になって初めて発達障害と診断される場合である。筆者は児童精神医学を専門とするが，同時に大人の患者も並行して診察してきた。その経験から言うと，両者の病態は異なるのではないかと常々感じていた。

　まず前者については，発達障害の診断の問題で受診することは稀である。青年期・成人期になってさまざまなストレスを受けてうつ状態になったり，イライラや不安がつのって不適応を呈したりという併存障害の問題で受診することがほとんどである。発達障害に関しては，幼児期からの連続性が確認でき，年代に応じた適応をしている場合が多い。症状は軽減しているが発達障害の診断を迷うことはない。

　本稿では主に後者の人たちについて述べたいと思う。後者は大きく2つに分けることができる。ひとつは「自分は発達障害ではないか」と自ら疑って受診するものであり，このケースが最も多い。この人たちは，現実社会では会社や学校で不適応を呈している場合が多く，その原因として発達障害に気づき，受診に至る。今やマスメディアでもインターネット上でも発達障害の情報であふれており，その診断名が魅力的にさえ見えるのである。もうひとつは，うつ病や不安障害で受診する人の中に，背景に発達障害が存在するのではないかと医療者側が疑う場合である。本人はそれに気づいておらず，不適応の要因はうつ病や不安障害よりも発達障害による場合も少なくない。

Ⅱ　なぜ大人になるまで見過ごされてきたのだろう？

　本来，発達障害症状は幼児期から小児期に現れやすいはずなのに，なぜ大人になって初めて症状が顕在化するのであろうか。大人になって初めて精神科を受診し，発達障害と診断される人たちの特徴は，第1に軽症例が多いことである。そのため小児期には症状は存在するが診断基準を満たさないことが多い。第2に知的に高く，成績がよいために，発達障害症状がマスクされている。第3に親がしっかりしていることが多く，細かいところまでカバーしていて症状が現れにくい。第4に多少の問題が生じてもそれを許容してくれるおおらかな環境があることが多い，などである。

　しかし，高校や大学を経て社会人になると，より広い，複雑な対人関係をもたざるを得ず，一定の役割を果たし，成果を上げなければならない。その一方で，学校の教師や友人あるいは親などの，困った時に適宜アドバイスしてくれる人たちは減っていく。そのような中で，発達障害の特性をもつ人たちの生きづらさは一層強くなり，社会生活や日常生活にも支障が生じるようになって受診に至るのである。

Ⅲ　ダニーデン・コホート研究のインパクト

　2015年から2016年にかけてADHDに関する3つの大きなコホート研究が報告された[1,3,5]。コホート研究とは，同じ年に生まれた，同じ地域に住んでいる，あるいは同じ職業をもっているなど，共通の特性をもつ集団を一定期間にわたって追跡観察する研究である。その目的は，フォローアップ期間中にその集団にどのような疾患が発生し，どんな経過をたどるかを確認し，それに関連するリスク要因を分析することである。ADHDに関する大規模なコホート研究は，いずれも小児期発症ADHDと成人期ADHDは大きく異なるものであるという結果を示したのである。このコホート研究には驚かされた。児童精神科医はADHDの発達についてまったくわかっていなかったことを痛感させられ

たのである。

　上記３つのコホート研究のうち，2015年に発表されたMoffittら[5]による
ニュージーランドのダニーデン・コホートについて解説したい。研究参加者は
1972～1973年の１年間に生まれた1,037人であり，ダニーデン市で生まれたほ
ぼすべての人たちである。彼らについて，生まれてから２～５年ごとに38歳ま
でさまざまな評価（血液検査，知能検査，認知機能検査，ADHD評価尺度な
ど）を行ったのである。38歳までの継続率は，なんと95％という高い値であっ
た。これによりさまざまなことが明らかになった。例えば，幼児期の喘息が寛
解した後，成人期に再発する割合はどうか，そのリスク因子は何か，青年が喫
煙や飲酒，薬物依存に至るきっかけは何か，11歳時に精神病様体験が生じた子
どもの割合はどうか，その子どもたちが38歳時に統合失調症に罹患した割合は
どうかなど，コホート研究でしか得られない結果がつぎつぎと明らかになって
いったのである。

　さて，評価尺度によって小児期にADHDと診断された子どもは6.0％であり，
DSM-5の有病率（5.0％）に近い値であった。男子優位であり，ADHD特有の
併存障害をもち，神経心理学的障害，多遺伝子リスク，生命障害と関連してい
た。一方，成人期にADHDと診断された人は3.1％（DSM-5では2.5％）であっ
たが，性差はなく，物質依存，生命障害，精神科治療歴と関連していたとい
う。すなわち，小児期ADHDと成人期ADHDは併存障害，神経心理学的障害，
多遺伝子リスクなど実質的に重複する部分がほとんどなく，成人期ADHDの
90％が小児期にADHD症状を有していなかったという衝撃的な結果となった。

　それでは，小児期にADHDと診断された人たちの成人期の状態はどうなっ
ていたのであろうか。それは決して寛解という状態ではなく，ADHD症状は
軽減あるいは消失していたが，30歳代に至るまで生活機能に困難をもってい
た。認知機能の低下が持続しており，経済的にも困苦であり，負債と乱費の問
題をもち，PTSDや自殺企図を経験したことが有意に高かった。すなわち，
ADHD症状はなくても，生活機能が低い状態であったのだ。

　一方，成人期にADHDと診断された人たちは，その小児期には確かに
ADHD症状が少なく診断基準を満たさないが，症状がまったくないわけでは

ない。しかし，小児期ADHDのような認知機能障害はなく，収入は平均的であるが，負債と乱費の問題はもっていた。さらに注目すべきことは，48%は物質依存を，32%はうつ病を併存していたという。

小児期ADHDの診断についてはおおむね信頼してよいが，成人期にADHDとされた人たちの診断精度に関してはやや疑問が残る，というのが筆者の率直な印象である。

Ⅳ　診断はより重層的で多面的である

受診する人も周囲の人も「私は（この人は）発達障害なのか，否か？」を確認したくて来院する。しかし，発達障害は連続的な病態ゆえに（このような病態をディメンショナルな疾患と呼ぶ），白か黒かというように単純に診断が決まるわけではない。診断基準を満たすかどうか微妙なグレーゾーンの領域に該当する症例が少なくない。また，ADHDとASD双方の症状を併せもっていたり，うつ病や不安障害などの二次障害が併存することも稀ではない。発症から年月が経つと，診断はより重層的で多面的になるのである。

しかし，薬物療法を行うかどうか，通院を続けるかどうか，診断書を書くかどうかなど，診断とともに今後の方針を伝えなければならない。診断の重要なところは，発達障害の中核症状が軽症であっても幼少時から認められ（それは原石のような核をもつ），その特徴が多少形を変えながらも連綿と現在まで続いていることを捉えること，そのために現在の生活に支障が生じていることを確認できることである。

発達障害（とくにASD）の診断には発達歴を聴取することが重要である。大人になると親も高齢になるため，発達歴をとることが困難な場合が多いが，親が遠方の場合でも電話で連絡してPARS-TR（親面接式自閉スペクトラム症評定尺度）などをチェックしてもらっている。高齢の母親に発達歴を詳しく聞いていくと「幼少時からずっと心配であったことが，この歳になって初めて腑に落ちた」と涙を流される方も多い。親もまた苦しんできたのである。

発達歴だけでなく，面接によって現在の横断面の症状を確認することも重要

である。そのためにはさまざまな認知刺激を与えて（文章を提示したり，絵を見せたりして），目の前の人がそれにどう反応するか，どう情報処理するかを見ることになる。例えば，人の心を理解するためにこの人はどのような独自の方策を用いているか，どこがどのようにわからないのかを確認していく。ここが発達障害面接の聞き所と言える。

　ADHDの診断の方がASDよりもむしろ難しいと筆者は感じている。なぜなら，ASDのような確立した発達検査（自閉症診断面接ツール：ADI-R）や診断観察検査（自閉症診断観察検査：ADOS-2）がないからである。多くは自己記入式評価尺度や親や教師によるADHD症状の評価なのである。ASRS-v1.1（成人期ADHD自己記入式症状チェックリスト）などの評価尺度では，かなりの人がカットオフ値を超えてしまう。より詳細なCAARS（Conners' Adult ADHD Rating Scales コナーズ成人ADHD評価尺度）やCAADID（Conners' Adult ADHD Diagnostic Interview for DSM-Ⅳ DSM-Ⅳに基づいたコナーズ成人ADHD診断面接ツール）などの面接ツールも必須であるが，本人の症状申告によるところが大きいため，本人の訴えが多ければカットオフ値は容易に超えることになる。年齢と発達に応じたADHDの発達検査や診断観察検査の必要性を痛感する。すなわち，ADHDの人は年齢と発達に応じてどのように症状が変遷するのか，ADHDをもちながらどう人格が形成されていくのかが，まだよくわかっていないのである。それは，ADHDがDSM-5によって初めて発達障害として認められたという経緯が存在するからである。

Ⅴ　どのような対応が必要か？

　本書では，大人の発達障害の対応・治療についてなるべく詳しく述べたいと思う。ここでは要点を簡単にまとめてみたい。

1．心理教育

　パンフレットを用い，本人および家族に科学的で有用な情報をわかりやすく伝えることはきわめて重要である。発達障害とは何かを説明し，その症状は誰

もが多かれ少なかれもっているが，症状のために生活に支障が生じている場合に治療が必要になることを伝え，今後のアドバイスをする。それだけで納得して，治療が終了する人も少なくない。診断してくれたことに感謝を述べられる人も多い。

2．二次障害の治療

併存するうつ病や不安障害に対して適切な治療を行う必要がある。二次障害が改善することにより発達障害がほとんど目立たなくなることも少なくない。その場合は，発達障害に対する積極的な治療は行わないことになる。まずは治りやすいものから治していくことは，精神科治療の基本である。

3．薬物療法

ADHDに対しては抗ADHD薬（メチルフェニデート徐放錠，アトモキセチン，グアンファシン）がある。なかには著効する症例もあるが，子どもと比べると有効例は少ない。未治療期間が長かったわけだから当然である。したがって，薬物療法に対して過度に期待しない方がよい。使用するならいつまで続けるかについて治療方針を明確にしておく必要がある。ここでは，どのような症状を呈する人にどの薬が適応なのかを検討してみたい。

4．精神療法

一般的な精神科外来治療が適用の人も少なくない。薬物療法と支持的精神療法を行いながら，これまでの生きづらさに耳を傾け，必要であれば適切なアドバイスを行っていく。発達障害だからと言って特別な患者ではないのである。一般的な外来通院治療の注意点を述べてみたい。

5．リハビリテーション

筆者は，成人期の発達障害の人に対する作業療法・デイケアやリワークプログラムなどのリハビリテーションが，今後の重要なポイントとなると考えている。従来の統合失調症やうつ病の人のための作業療法やデイケアプログラム

に，自然に適応していく人も少なくない。また，モチベーションが高く，従来のものに満足できない人には，発達障害を抱える仲間や，スタッフとのコミュニケーションを通じて，自己の特性を理解し，日常生活での工夫について考えるという，社会性やコミュニケーションスキルの向上を目指すような発達障害の課題に沿った集団認知行動療法のプログラムも行われている。

　われわれは，「こころのスキルアップトレーニング」という集団認知行動療法を，「うつ病を知ろう」「考え方のくせ」「状況・思考・気分の関連」「バランスのよい考え方」「問題解決技法」「行動活性化」「自分をどのように伝えていくか」などをテーマとして行っており，最も好評のプログラムである。スタッフも発達障害の方々のユニークな考え方や独自の方策に驚かされることが多い。また認知機能障害をターゲットとした認知機能リハビリテーションも今後きわめて有望な方法であると考えている。この「こころのスキルアップトレーニング」と，現在利用できる認知リハビリテーションについて紹介し，その可能性について検討した。

VI　大人の発達障害は積極的に治療すべきなのか？

　海外ではどのようなことが行われているか調べてみたところ，ほとんどの国では大人の発達障害に対して積極的な治療を行っていないことが明らかになった。せいぜい抗ADHD薬を大人になっても継続している程度である。「別に無理に治す必要のない特性なのだ」「生きづらさを抱える少数派の種族なのだ」と考えている人たちもいる。確かにそのような考えも一理あると思う。しかし，慢性期の統合失調症と同程度の認知機能障害をもっていることが明らかになり，積極的なリハビリテーションで認知機能障害が改善し，社会適応につながっていく人たちを経験すると，治療の価値は十分にあると考えている。

　本書が発達障害をもつ人たちにいくらかでも示唆あるものとなることを，そして周囲の支援する人たちにも何かのヒントになることを願っている。

文　献

1 ）Agnew-Blais JC, Polanczyk CV, Danese A, et al（2016）Evaluation of the persistence, remission, and emergence of attention-deficit/hyperactivity disorder in young adulthood. *JAMA Psychiatry*, 73（7）: 713-720.

2 ）American Psychiatric Association（2013）*Diagnostic and Statistical Manual of Mental Disorders, Fifth edition*（*DSM-5*）. American Psychiatric Association. ［日本精神神経学会日本語版用語監修，高橋三郎・大野裕監訳（2014）DSM-5精神疾患の診断・統計マニュアル．医学書院］

3 ）Caye A, Rocha TB, Anselmi L, et al（2016）Attention-deficit/hyperactivity disorder trajectories from childhood to young adulthood: Evidence from a birth cohort supporting a late-onset syndrome. *JAMA Psychiatry*, 73（7）: 705-712.

4 ）傳田健三（2019）大人の発達障害について．心の健康，北海道精神保健協会，142: 22-25.

5 ）Moffitt TE, Houts R, Asherson P, et al（2015）Is adult ADHD a childhood-onset neurodevelopmental disorder? Evidence from a four-decade longitudinal cohort study. *Am J Psychiatry*, 172（10）: 967-977.

第 **1** 章

発達障害とは何か？

◆◆◆

I　発達障害の定義と分類

1．発達障害の全体像

　まず発達障害とは何かについて解説する。発達障害とは，自閉スペクトラム症（ASD），注意欠如・多動症（ADHD），知的能力障害（いわゆる精神遅滞），限局性学習症（いわゆる学習障害Learning Disabilities: LD）などを含む，さまざまな領域における発達の障害であり，そのために社会的，学業的，職業的，または他の重要な領域における機能の障害を引き起こしている疾患である（図1-1）。

　一般に発達障害という時は，主にASDとADHDをさしている場合が多いが，実際には多くの疾患を含む幅広く多様な概念なのである。その共通するところは，①発達期早期に出現する（生来性のものが多い），②さまざまな領域の発達の障害によって特徴づけられる，③発達障害の範囲は，限局性学習症などの特異的な領域の発達の障害から，社会的技能や知能の全般的な障害まで多岐にわたる，④軽症例であれば寛解するものから，その原型が生涯にわたって存在するものまである，という4点である。

　「発達障害とは何か？」について，きわめて簡潔に箇条書きしたものを表1-1に示した。以下に，なるべくわかりやすく説明していきたい。

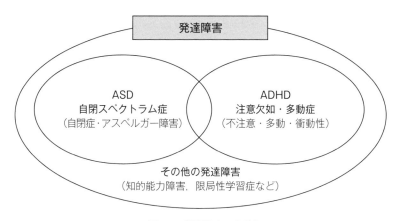

図1-1　発達障害の全体像

表1-1　発達障害とは何か？

- 発達障害とは，生まれ持った発達上の障害（それは個性，特性とも言える）があることで，日常生活に困難を来している病態である。
- その主な原因は，遺伝的要因と環境的要因による脳機能の発達のアンバランスさ，能力の凸凹が大きいことである。
- そのような傾向は「多かれ少なかれ，誰にも」存在する。
- 発達障害の代表的なものは，「自閉スペクトラム症：ASD」「注意欠如・多動症：ADHD」「限局性学習症：LD」などがあげられる。
- このような特性をもつ人は，障害とは気づかれにくく，必要なサポートを受けられずに苦しんでいることが多い。
- 本人も，それと気づかずに，努力しても報われず，自分を責めたり，怠けていると誤解されたり，つらい状況に置かれている。
- 発達障害の治療・支援は，ライフステージに応じた，かつ個々人のニーズに合わせたアプローチが必要である。

2．発達障害の子どもはどれくらいいるか？

　2012年に行われた文部科学省の全国調査において，小・中学校の児童生徒53,882人（小学生35,892人，中学生17,990人）のうち，「知的発達に遅れはないものの，学習面または行動面で著しい困難を来す」とされた児童生徒は，全体の約6.5%であったという報告がなされた（表1-2）[7]。

　これは，各学校の教師が小・中学校の児童生徒を評価したものである。評価

表1-2　学習面または行動面で著しい困難を示すとされた児童生徒の割合

	推定値 (95%信頼区間)
学習面または行動面で著しい困難を示す	6.5% (6.2%〜6.8%)
学習面で著しい困難を示す	4.5% (4.2%〜4.7%)
行動面で著しい困難を示す	3.6% (3.4%〜3.9%)
学習面と行動面ともに著しい困難を示す	1.6% (1.5%〜1.7%)

（文部科学省，2012）

の基準としては，①LD診断のための調査票（LDI-R），②ADHD評価スケール（ADHD-RS），③高機能自閉症に関するスクリーニング質問紙（ASSQ）が用いられた。すなわち，発達障害の中で，主に知的能力障害のないASD，ADHD，LDの傾向を示す子どもたちを抽出したと考えられる。この6.5%という値は，後述する各障害の有病率から推測できる，おおむね妥当な値であると筆者は考えている。

3．発達障害の定義と分類

近年発表された米国の精神疾患診断基準のDSM-5[1]や国際疾病分類ICD-11（International Classification of Diseases 11th Revision）[9]では，発達障害を表す用語として「神経発達症（Neurodevelopmental Disorders）」というカテゴリーが設けられている。DSM-5における「神経発達症」の定義は次の通りである[1]。

「神経発達症」とは，発達期に発症する一群の疾患である。この障害は典型的には発達期早期，しばしば小中学校入学前に明らかとなり，個人的，社会的，学業，または職業における機能の障害を引き起こす発達の欠陥（deficit）により特徴づけられる。発達の欠陥の範囲は，学習または実行機能の制御といった非常に特異的で限られたものから，社会的技能または知能の全般的な障害まで多岐にわたる。神経発達症は以下のようにしばしば他の疾患に併発する。例えば，自閉スペクトラム症（ASD）をもつ

人は知的能力障害をしばしば併存し、注意欠如・多動症（ADHD）の子どもたちの多くは限局性学習症を併存する。いくつかの疾患において、その臨床像には期待される発達の里程標（初語、初歩、愛着など）の到達の欠陥および遅延だけでなくその過剰の徴候も含む。例えば、ASDはその特徴的な社会的コミュニケーションの欠陥に、過剰な反復的行動、限局した興味、および同一性保持を伴った場合にのみ診断される。

　表1-3には、DSM-5、ICD-11、および従来の呼称の関係を示した。DSM-5とICD-11はおおむね同じ分類になっているが、ICD-11ではチック症群（トゥレット症を含む）が、神経疾患の領域のChapter8に異動していることが大きな違いである。

　ちなみに、2005年4月に施行されたわが国の発達障害者支援法では、発達障害は「自閉症、アスペルガー症候群その他の広汎性発達障害、学習障害、注意欠陥多動性障害その他これに類する脳機能の障害であってその症状が通常低年齢において発現するものとして政令で定めるものをいう」と定義されている。

4．それぞれの神経発達症

　それぞれの神経発達症について、以下にDSM-5にしたがって簡単な説明を行う。

1）知的能力障害（知的発達症）

　生来性に発症し、全般的な知的機能の障害と適応機能の低下が存在する。従来は精神遅滞（Mental Retardation）と呼ばれていたものである。DSM-5では有病率は一般人口の約1％であり、有病率は年齢によって変動するとされる。

　DSM-5以前では、重症度が知能検査の結果による知能指数（IQ）によって4段階に分かれていた。すなわち、IQ70未満を精神遅滞とし、軽度精神遅滞はIQ69〜50、中等度精神遅滞はIQ49〜35、重度精神遅滞をIQ34〜20、最重度精神遅滞をIQ20未満としていた。DSM-5では重症度を、学習領域、社会的領域、日常生活領域の3つの領域から判断することになり、重症度の判定にはIQのみではなく、その適応の度合いを多面的に観察することが必要であると

表1-3　DSM-5とICD-11における神経発達症の分類

従来の呼称	DSM-5神経発達症群	ICD-11神経発達症群
精神遅滞，知的障害など Mental Retardation	知的能力障害 Intellectual Disability 知的発達症／知的発達障害 Intellectual Developmental Disorder	知的発達症 Disorders of Intellectual Development
広汎性発達障害（自閉症，アスペルガー障害，特定不能の広汎性発達障害など） Pervasive Developmental Disorders	自閉スペクトラム症 Autism Spectrum Disorder（ASD）	自閉スペクトラム症 Autism Spectrum Disorder（ASD）
注意欠陥多動性障害 Attention-Deficit/Hyperactivity Disorder（ADHD） 多動性障害Hyperkinetic Disorder	注意欠如・多動症 Attention-Deficit/Hyperactivity Disorder（ADHD）	注意欠如多動症 Attention Deficit Hyperactivity Disorder（ADHD）
学習障害 Learning Disabilities（LD）	限局性学習症 Specific Learning Disorder	発達性学習症 Developmental Learning Disorder
コミュニケーション障害 Communication Disorders	コミュニケーション症 Communication Disorders	発達性発語または発達性言語症 Developmental Speech or Language Disorders
発達性協調運動障害 Developmental Coordination Disorder	運動症群 　発達性協調運動症 　Developmental Coordination Disorder 　常同運動症 　Stereotypic Movement Disorder 　チック症群 　Tic Disorders（Tourette's disorder）	発達性協調運動症 Developmental Motor coordination Disorder
チック障害（トゥレット障害など） Tic Disorders（Tourette's disorder）		チック症群（トゥレット症など）は神経疾患領域のChapter 8へ移動
常同運動障害 Stereotypic Movement Disorder		常同運動症 Stereotypic Movement Disorder

（今村ら：神経発達症（発達障害）とは．最新医学，73: 1304-1310，2018[5]）を著者一部改変）

した。

2）自閉スペクトラム症（ASD）

　ASDは，これまで「自閉症（自閉性障害）」，「アスペルガー障害（症候群）」，「特定不能の広汎性発達障害」などと診断されてきたもののほとんどを含む概念である。それをASDに一元化し，社会的コミュニケーションと限局された反復的な行動という2つの側面から観察し，それぞれの重症度をレベル1～3の3水準で評価することとした。

　症状としては，①社会的コミュニケーションおよび対人的相互反応の持続的な障害（対人的相互関係の欠陥，対人的相互反応で用いられる非言語的コミュニケーションの障害，人間関係を発展・維持する能力の欠陥など）と，②行動，興味，または活動における限定的，反復的な様式（常同的な運動・会話，こだわりの強さ，限局した興味，感覚の過敏さ／鈍感さ）を示す。対人関係がうまく構築できず，こだわり行動のため柔軟な対応が困難で，二次的なうつ病や不安障害を併存することがある。また，物事を被害的に受け取り，妄想状態を呈する場合もある。一般人口の約1％と考えられているが，最近の米国疾患管理予防センター（CDC）の報告では，有病率は59人に1人（約1.7％）とされている[3]。

3）注意欠如・多動症（ADHD）

　症状としては，①不注意および，②多動・衝動性であり，それらが障害レベルに達することにより特徴づけられる。不注意症状としては，ミスが多い，集中が続かない，話しかけられても聞いていないように見える，課題をやり遂げられない，課題を順序立てられない，片づけができない，計画通り実行できないなどがある。多動・衝動性の症状としては，落ち着きがない，じっとしていない，先走ってしまう，待てない，行動や感情の制御が苦手などが認められる。限局性学習症を併存していることが少なくない。

　周りからは「怠けている」「自分勝手だ」などと否定的な評価をされることが多く，二次的にうつ病や不安障害を呈する場合がある。また稀に反社会的傾向が見られるようになったり，アルコールやギャンブルなどの依存に発展することもある。DSM-5によれば，有病率は子どもの約5％，成人の約2.5％とさ

れている。

4）限局性学習症

　他の能力に問題はないのに，読字機能，書字機能，算数機能の３つの領域の一部あるいはすべてで困難さを抱えた状態である。読字障害，書字表出障害，算数障害の３つがある。ある程度できるが正確性と作業速度が他児と比べて低いレベルから，その機能すべてがきわめて困難であるレベルまで，それぞれの重症度（軽度，中等度，重度）がある。

　わが国では教育現場における認知度はいまだに十分ではなく，知的能力障害と誤解されたり，教師から叱責されたり，クラスメイトからからかわれたりする事例が後を絶たない。限局性学習症が表面化しにくいという日本語特有の側面はあるものの，前述の2012年の文部科学省の調査[7]では「知的発達に遅れはないものの学習面（聞く，話す，読む，書く，計算する，推論する）に著しい困難を示す」児童生徒は，全体の4.5％であった。DSM-5では，学齢期の子どもの限局性学習症の有病率は５～15％であると報告されている。

5）コミュニケーション症

　コミュニケーション症は，言語能力，発音，流暢さ，社会性などの問題で，コミュニケーションがうまくいかない状態をいう。①言語症，語音症（言語発達の遅れ），②小児期発症流暢症（吃音），③社会的（語用論的）コミュニケーション症の３つが含まれる。社会的（語用論的）コミュニケーション症とは，主に社会的コミュニケーション能力の障害をもつが，こだわり行動や感覚過敏が目立たずASDの診断基準を満たさない群と考えられる。

6）運動症群（運動障害群）

　DSM-5ではこのカテゴリーに，①発達性協調運動症（協調運動技能の障害），②常同運動症，③チック症群（トゥレット症，持続性運動／音声チック症，暫定的チック症）を含めた。

　発達性協調運動症は，年齢に比べて著しく不器用であり，運動の正確性と速さが他児と比べて著しく損なわれている場合をいう。常同運動症とは，反復性の運動行動であり，自傷行動を伴うこともある。チック症とはさまざまな運動チックと音声チックに特徴づけられる疾患である。先にも述べたが，ICD-11

ではチック症を神経発達症から外し，神経疾患の領域のChapter8に移動させた。

Ⅱ　発達障害の病因

　結論から言えば，発達障害（主にASDとADHD）の病因はいまだに不明である。しかし，原因究明に近づく数多くの研究が報告されているのも事実なのである。遺伝的要因と環境的要因，および両要因の遺伝環境相互作用が議論されている。ASDとADHDの章でそれぞれの原因については詳しく説明するので，ここでは簡単に述べることにしたい。

　発達障害の遺伝的要因の根拠として，一卵性双生児における診断の一致率が二卵性双生児よりも高いことがあげられる。従来の双生児研究では，ASD発症に遺伝的要因が寄与する割合（遺伝率）は約80〜90％と推定されていた。一方，ADHDの遺伝率は約70〜80％であると考えられている[4]。しかし，最近の大規模なASD双生児研究では，遺伝的要因の寄与が従来の推定よりも低い38％，共有環境の寄与が58％と推定された[5]。ASDの発症には多くの関連遺伝子が関与しており，単独ではASD発症への影響は弱いものの，いくつもの遺伝子多型が重なって発症に関与すると考えられている。

　ASDの環境要因としては，両親の高年齢，低出生体重，またはバルプロ酸への胎児曝露といった，さまざまな非特異的なリスク要因がASDの発症に関与するかもしれない[1]。ADHDの環境要因としては，低出生体重や妊娠中の母親の喫煙などがADHD発症のリスク因子としてあげられているが，いずれも非特異的要因である。児童虐待，ネグレクト，複数の里親による養育，鉛への曝露，感染症（脳炎），子宮内アルコール曝露の既往に関連しているかもしれないが，明らかな因果関係があるかは不明である[1]。

　環境要因が，遺伝子発現を調節するエピジェネティクスな変化をもたらすことも注目されている。食事や薬剤，その他の化学物質，心理社会的ストレスなどのさまざまな環境因子が，エピジェネティック変化（環境因子が遺伝的な仕組みを後天的に変化させること）に関わっている可能性が指摘されている。

DOHaD（developmental origins of health and disease）は「生活習慣病をはじめとする非感染性の慢性疾患は，胎生期および発達早期に起こったエピジェネティック変化に由来する」という仮説であるが，近年，発達障害もこれに当てはまるものと想定した報告がなされている[6]。

Ⅲ　発達障害の診断——ディメンショナルな診断

　医学における診断は，白黒がはっきりと区別可能なカテゴリカルな診断と，正常から重症の障害まで連続的に移行するディメンショナルな診断に大別することができる。例えば，インフルエンザか否か，あるいは癌か否かは，十分な検査を行えばかなりの確率で明らかにすることができる。これをカテゴリーに分類できるカテゴリカルな診断という。一方，発達障害は，正常から障害と呼ばれる状態まで連続したものと考えられる。これをディメンショナルな診断という。つまり段階的に移行していく（図1-2）[2]。一応診断基準は設けられているが，これはあくまで便宜的なものである。当然その中間にはグレーゾーンの

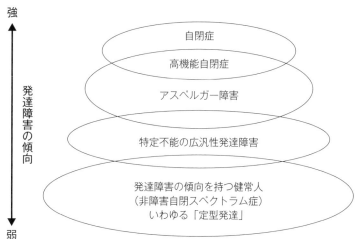

図1-2　ディメンショナルな診断
（青木：ぼくらの中の発達障害．2012 [2]）を著者一部改変）

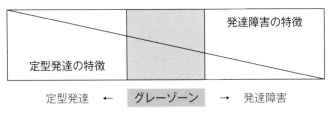

図1-3　発達障害にはグレーゾーンがある

人たちがいる。発達障害の特徴をいくらかもっているが，その程度が軽い人たちである（図1-3）。

　カテゴリカルな診断は，検査をすれば結果は明らかであるため（もちろん，すべての疾患において診断が容易ではない症例が存在することは言うまでもないことである），診断の信頼性は高い。ところがディメンショナルな診断は，過剰診断あるいは過少診断が生じやすいことが特徴である。ある疾患が注目を集め，その概念が広がるほど過剰診断は増えていく。ASDはその典型である。逆に，その概念が知られていないと過少診断に陥る。大人のADHDはかつて明らかに過少診断であった。これからは過剰診断に向かうのであろうか。

　最後に診断の意味を考えてみたい。大人の発達障害においては，診断をつけることによって新たな治療が開始されたり，これまでの治療方針が変更されたり，診断によって初めてこれまでの生きづらさの意味が理解できたりする場合は，診断基準を満たさなくても，その傾向が存在するとして診断する意味がある。しかし，はっきりと診断をつけ，今後生涯にわたって支援していこうと治療者が覚悟をする場合は，発達障害の範囲はなるべく狭く，かつ厳密にとる必要があると考えている。1回の診察で，また自らフォローする覚悟のない者が，安易に発達障害の診断をすることは控えるべきである。

Ⅳ　社会の中の発達障害

　先にも述べたが，わが国でも2005年4月に発達障害者支援法が施行され，発達障害をもつ人たちに対する公的な支援策が設けられるようになった。しか

し，わが国ではいまだに発達障害に対する理解は十分ではなく，生きづらさを感じている当事者の方々はきわめて多いのが実情である。

　筆者は，1989年に本邦で公開された映画『レインマン』を観た時の衝撃が忘れられない。当時筆者は市立札幌病院の児童精神科に勤務しており，小児病棟および自閉症病棟で自閉症児・者とまさに格闘の毎日を過ごしていた。若き児童精神科医は彼ら・彼女らの症状を何とか変えることができないか，日常生活に適応させることができないかと日々苦悩していた。

　『レインマン』では自閉症者の特徴を症状としてではなく，特性あるいは強みとして表現していることに感銘を受けた。この映画はトム・クルーズが演じる弟のチャーリーが，生き別れた兄レイモンド（ダスティン・ホフマン）と旅をするという物語である。ダスティン・ホフマンの自閉症者の演技が話題を呼んだが，筆者は弟トム・クルーズが当初は兄の自閉症状を異常に感じて怒鳴ったり叱ったりしていたのが，次第にその特性を理解していき，最後にはその対応が，まるで熟練の看護師のような理解ある接し方に変わっていくところが秀逸であると感じられたものである。

　最近では，子どもの観るテレビ番組である『セサミストリート』に，自閉症の特性をもつジュリアが登場したことが話題になっている[8]。子どもたちが幼少時からASDの特性に触れ，ASD児と自分との違いと共通点を自然に感じ取ってほしいという番組スタッフの願いが込められているという。

　わが国でも，ASDやADHDなどの発達障害を扱った番組が数多く見られるようになった。しかし，その天才ぶりに焦点を当てすぎたり，過去の偉人をASDやADHDだと決めつけたり，やや偏った報道がされていると感じているのは筆者だけだろうか。本書では，発達障害の真実を伝えることにより，社会の中で少しでも理解が進むことを期待したい。

文　献

1）American Psychiatric Association（2013）*Diagnostic and Statistical Manual of Mental Disorders, Fifth edition*（*DSM-5*）. American Psychiatric Association.［日本精神神経学会日本語版用語監修，髙橋三郎・大野裕監訳（2014）DSM-5精神疾

患の診断・統計マニュアル．医学書院]

2）青木省三（2012）ぼくらの中の発達障害．ちくまプリマー新書，筑摩書房．

3）Centers for Disease Control and Prevention（CDC）（2020）https://www.cdc.gov/ncbddd/autism/data.html（accessed on 2020/8/15）

4）Faraone SV, Perlis RH, Doyle AE, et al（2005）Molecular genetics of attention-deficit/hyperactivity disorder. *Biol Psychiatry*, 57: 1313-1323.

5）Hallmayer J, Cleveland S, Torres A, et al（2011）Genetic heritability and shared environmental factors among twin pairs with autism. *Arch Gen Psychiatry*, 68（11）: 1095-1102.

6）今村明・金替伸治・山本直毅，他（2018）神経発達症（発達障害）とは．最新医学，73(10): 1304-1310.

7）文部科学省（2012）通常の学級に在籍する発達障害の可能性のある特別な教育的支援を必要とする児童生徒に関する調査結果について．https://www.mext.go.jp/a_menu/shotou/tokubetu/material/1328729.htm（参照2020年8月15日）．

8）Sesame Street and Autism. http://autism.sesamestreet.org/（accessed on 2020/8/15）．

9）World Health Organization（2018）*International Classification of Diseases* 11*th Revision.* http://icd.who.int/（accessed on 2020/8/15）．

第 2 章

自閉スペクトラム症（ASD）

◆◆◆

Ⅰ　自閉症概念の変遷

1．カナー Kanner, L.による自閉症の発見

　1943年，カナーは「情緒的交流の自閉的障害」という論文を発表し，ジョン・ホプキンス大学の児童精神科を受診した11例の自閉症児について報告した[10]。カナーは自閉症の症状として，①極端な自閉的孤立，②言葉の遅れや異常，③優れた機械的記憶，④常同症と衒奇症，⑤同一性保持への強迫的な欲求，⑥視線を合わせることの困難，⑦異常な対人関係などをあげたが，これは今日の診断基準と共通するものが多い。カナーはこれらの症例を「早期幼児自閉症」と命名し，統合失調症圏に属するものと考えながら，同時に児童期統合失調症との間に相違点があることも指摘している。また，発症の原因として家庭の養育環境などを指摘した。

2．アスペルガー Asperger, H.の功績

　カナーが自閉症について報告した翌年（1944年），アスペルガーは「小児期の自閉性精神病質」という論文を発表し，カナーの報告とは異なる4例を報告した[6]。アスペルガーは，これらの症状として，①知的遅れのなさ，②社会的相互関係の質的障害，③奇異な行動様式，④不器用さ，⑤優れた記憶力などをあげた。これが今日のアスペルガー症候群という概念の基礎となったので

ある。

3．ラター Rutter, M.の「言語・認知障害説」

ラターは[11]，①自閉症児の知能指数は幼児期から青年期までかなり安定し一貫性があり，長期間経過を追っていくと知的障害の水準にとどまる人が多いこと，②対人関係は次第に改善されるが，言語機能は改善しにくいこと，③てんかんの合併率が高いことなどから，自閉症の発症要因として生物学的要因を想定し，情緒的交流の障害が言語機能の障害に基づくのではないかと考え，「言語・認知障害説」を提唱した。生物学的要因を重視した大きなパラダイムの転換が行われたと言えるだろう。

4．ウィング Wing, L.のASD概念

ウィングは1981年に[13]，アスペルガーの研究を再評価し，アスペルガー症候群を自閉症の軽症例とみなし，「自閉スペクトラム障害（ASD）」という概念を提唱した。これにより，知的障害や言語発達の遅れのない，社会性の障害とコミュニケーションの障害を中心とする患者群をASDの範疇に収めたのである。ウィングはASDの主要な症状として，①社会的相互関係の障害，②コミュニケーションの障害，③想像力の障害という３徴候（三つ組みの障害）をあげた。この背景には，「言語・認知障害説」に代わって，「対人・情動障害説」への概念の変遷が存在する。

5．DSM-IIIのPervasive Developmental Disorders

1980年にDSM-III[1]が発表され，「通常，幼児期，小児期等に発症する障害」というカテゴリーの中に，Pervasive Developmental Disorders（PDD）という障害が記載された。当時は全般性発達障害と訳され，その中に幼児自閉症，小児期に発症するPDD，非定型的PDDが含まれた。1987年に改訂されたDSM-III-R[2]では，「幼児期，小児期または青年期に発症する障害」というカテゴリーの中に，発達障害という項目が設けられ，精神遅滞，広汎性発達障害（PDD），特異的発達障害の３つが含まれた。そして，広汎性発達障害は自閉

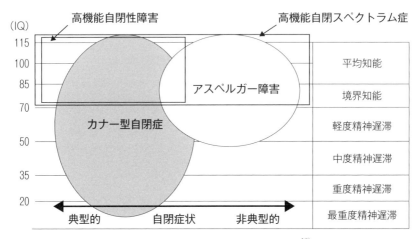

図2-1　自閉性障害とアスペルガー障害の関係（吉田，2009 [12]）を著者一部改変）

性障害と特定不能の発達障害の２つに下位分類された。

6．DSM-IVの広汎性発達障害

　1994年に発表されたDSM-IV [3]）では，「通常，幼児期，小児期または青年期に初めて診断される障害」というカテゴリーの中の発達障害という項目はなくなり，10の下位項目が並列に設けられた。そして，広汎性発達障害の中に自閉性障害，レット障害，小児期崩壊性障害，アスペルガー障害，特定不能の広汎性発達障害の５項目が記載されたのである。自閉性障害に関しては，「発症は３歳以前」と規定された。2000年に改訂されたDSM-IV-TR [4]）においては，DSM-IVの記載がほぼ踏襲されている。

　図2-1には自閉性障害とアスペルガー障害の違いを示した [12]）。アスペルガー障害は自閉性障害と比較して，著しい言語の遅れがなく，認知の発達，年齢に相応した自己管理能力，（対人関係以外の）適応行動，小児期における環境への好奇心などについて臨床的に明らかな遅れがないものとされた。

7．DSM-5におけるASD

　DSM-5 [5]）における広汎性発達障害から自閉スペクトラム症（ASD）への診

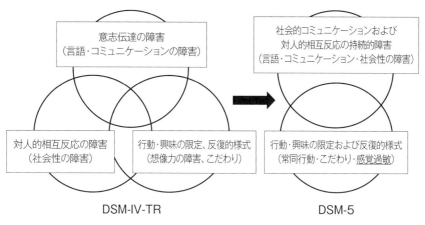

DSM-IV-TR　　　　　　　　　　　DSM-5

図2-2　自閉スペクトラム症の診断基準の変更

断名および診断基準の変更は大きなインパクトを与えた。上記の通り，DSM-
IV-TR[4]では広汎性発達障害の下位項目として，自閉性障害，レット障害，
小児期崩壊性障害，アスペルガー障害，特定不能の広汎性発達障害の５つをあ
げていた。DSM-5では，このうちレット障害は，Methyl-CpG-binding pro-
tein2遺伝子が原因遺伝子と特定されたため除外された。その他の４つを自閉
スペクトラム症として統一した診断名としたのである（重症度によって区別す
る方針となった）。

　さらに，自閉スペクトラム症では診断基準の改変も行われた。すなわちウィ
ングの３徴候から，①社会的コミュニケーションおよび対人的相互反応におけ
る持続的障害，および，②行動，興味，または活動の限定された反復的様式の
２つの領域にまとめられた。そして，②の下位項目に感覚過敏あるいは鈍感性
などの知覚異常の項目が追加された（図2-2）。また，これらの症状はDSM-
IV-TRでは３歳以前に発症するとしていたが，DSM-5では「症状は発達早期
に存在していなければならない（しかし社会的要求が能力の限界を超えるまで
は症状は完全に明らかにならないかもしれないし，その後の生活で学んだ対応
の仕方によって隠されている場合もある）」と記載されており，これらの問題
が幼児期を過ぎて初めて見出される可能性について言及している。すなわち，

成人期に初めて症状が顕在化する可能性を示唆している。また，症状の記載内容も，従来の幼児期の症状を中核とした診断基準から，どの年齢でも用いることができるものへと大きく変更がなされているのである。

II　自閉スペクトラム症（ASD）の症状

1．診断基準の要点

　表2-1には，DSM-5[5]における自閉スペクトラム症（ASD）の診断基準の要点を示した。ASDの基本的特徴は，社会的コミュニケーションおよび対人的相互反応における持続的障害（基準A），および行動，興味，または活動の限定された反復的な様式である（基準B）。これらの症状は幼児期早期から認められ，日々の活動を制限するか障害する（基準CとD）。ASDは以前には，自閉性障害，小児期崩壊性障害，アスペルガー障害，および特定不能の広汎性発達障害と呼ばれていた障害を包括している。障害の徴候は，自閉症状の重症度，発達段階，年齢によって大きく変化するので，スペクトラムという言葉で表現されるのである。

2．社会的コミュニケーションおよび対人的相互反応の障害とは？

　社会的コミュニケーションの障害とは，重症例では完全に会話が欠如しているものから，言葉の遅れ，会話の理解が乏しい，反響言語（オウム返し），格式張った過度に字義通りの言語などまで，さまざまな言語の障害が認められる。語彙力や文法は間違っていなくても，相互のやり取りになっていない場合も含まれる。

　対人的・情緒的な相互関係の障害とは，他者と関わり，考えや感情を共有する能力の障害である。ASDをもつ年少の子どもでは明確に認められ，対人的な単純な遊びやゲームに積極的に参加するよりは一人遊びを好んだり，他者を単なる道具として扱ったりする。また，他者の存在に気づくことが障害されており，他者の欲求や苦痛に気づかない。言語が存在する時も，しばしば対人相互性を欠き，感情を共有したり会話を交わすというよりは，一方的に要求する

表2-1　自閉スペクトラム症の診断基準（DSM-5[5]より引用改変）

以下のA，B，C，Dを満たすこと

A．社会的コミュニケーションおよび対人的相互反応における持続的障害（以下の3点）
　(1) 対人的・情緒的な相互関係の障害
　(2) 対人的相互反応における非言語的コミュニケーションの障害
　(3) 年齢相応に人間関係を発展させ，維持し，それを理解することの障害

B．行動，興味，または活動の限定された反復的な様式（以下の2点以上）
　(1) 常同的で反復的な身体の運動，物の使用，または会話
　(2) 同一性への固執，習慣への頑なこだわり，または言語的，非言語的な儀式的行動様式
　(3) 強度または対象において異常なほど，きわめて限定され執着する興味
　(4) 感覚刺激に対する過敏さまたは鈍感さ，または環境の感覚的側面に対する並外れた興味

C．症状は発達早期に存在していなければならないが，後になって明らかになるものもある

D．症状は社会的，職業的，または他の重要な機能に重大な障害を引き起こしている

ことに用いられる。知的能力障害や言語の遅れのない成人では，会話にいつどうやって参加するか，何を言ってはいけないかなどの複雑な社会的な暗黙のルール理解の困難さに直面する。社会で働けるようになっても，新しいまたは支援の得られない状況では，一般には多くの人が直感的に理解するユーモア，皮肉や暗示された意味などの，対人的な事柄を想像しようと不安にさいなまれながら努力し，苦しんでいる。

　対人的相互反応における非言語的コミュニケーションの障害とは，視線を合わせること，身振りで示すこと，顔の表情に表すこと，身体の姿勢を示す，会話の抑揚を調節することなどが困難なことである。ASDの早期の特徴は，他者と関心を共有するために対象を指差したり，見せたり，持ってきたりすることができず，他者の指差しや注視の先を追うことができないといった「共同注意の障害」である。すなわち，楽しみ，興味，達成感を他人と分かち合うことができない。言葉が流暢に話せる成人においても，会話に伴う非言語的コミュニケーションを会話とうまく協調させることが難しく，奇妙な，無表情な，または大げさな印象を与えることがある。

　年齢相応に人間関係を発展させ，維持し，それを理解することの障害とは，

他者への関心が薄く，年齢に応じた仲間関係を作ることができないことである。幼児期には友達と一緒に遊ぶことがなく，想像遊び（ごっこ遊び）や物まね遊びができない。年齢を重ねると，例えば就職面接でのくだけすぎた行動などの，ある状況では適切ではない行動をしたり，建前と本音を使い分けることが難しく，皮肉やお世辞を状況に応じて理解することに苦労することがある。また，友情関係も一方的であったり，ゲームなどの特殊な関心だけの関係であったりする。

3．行動，興味，または活動の限定された反復的な様式とは？

ASDは行動，興味，または活動の限定された反復的な様式でも特徴づけられる。常同的で反復的な行動とは，幼児期では手を叩いたり，指を弾いたりする単純な常同行動，コインを回したり，おもちゃを一列に並べたりする反復的行動，および反響言語（オウム返し）などの反復発語である。

同一性への固執，習慣への頑なこだわり，または言語的，非言語的な儀式的行動様式としては，変化への抵抗（家具の配置換えや道順の少しの変化に対する苦痛，規則遵守に対する固執，思考の柔軟性のなさ）や，質問を繰り返したり，同じ場所を行ったり来たりする儀式的様式として現れる。

きわめて限定され執着する興味とは，幼児では鍋に強くひきつけられたり，掃除機に夢中になったり，ボタンに熱中したり，回っているおもちゃの車輪に固執することである。また，成人になっても何時間も時刻表を読みふけったり，数字やデータに執着することがある。

感覚刺激に対する過敏さまたは鈍感さ，または環境の感覚的側面に対する並外れた興味とは，特定の音を極度に嫌がったり，光や臭いに対して過敏だったりすることである。逆に，痛み，熱さ，冷たさに対する無関心・鈍感さが明らかになることもある。また，味，臭い，触感，食物の見た目に対する執着や並外れた興味などもよくみられることがある。

4．発症年齢，障害の程度，特定用語

基準Cでは，「症状は発達早期に存在していなければならない」と述べられ

表2-2　自閉スペクトラム症の重症度水準（DSM-5[5]より引用）

重症度水準	社会的コミュニケーション	限局された反復的な行動
レベル3 非常に十分な支援を要する	言語的・非言語的社会的コミュニケーション技能の重篤な欠陥が，重篤な機能障害，対人的相互反応の導入の制限，他者からの働きかけに対する最小限の反応をもたらしている	行動の柔軟性のなさ，変化への対処が極端に苦手，あらゆる分野において限局された反復的行動が障害となる。焦点や行動の切り替えに非常な困難を伴う
レベル2 十分な支援を要する	言語的・非言語的社会的コミュニケーション技能の著しい欠陥が，支援がなされていても社会的機能障害，対人的相互反応の導入の困難，他者からの働きかけに対する反応の弱さ・異常な反応をもたらしている	行動の柔軟性のなさ，変化への対処が苦手，誰から見ても限局された反復的行動が明らかである。焦点や行動の切り替えに困難を伴う
レベル1 支援を要する	適切な支援がないと，社会的コミュニケーションの欠陥が機能障害を引き起こす。対人的相互反応の導入の困難，他者からの働きかけに対して非定型・非連続的な反応を示す。対人的相互反応への興味が減退しているように見える	行動の柔軟性のなさが，1つ以上の状況で機能することの著しい妨げになっている。行動の切り替えが困難である。組織立った行動や計画の立案が困難であり，自立を妨げている

ているが，DSM-IV-TRのような「3歳以前の発症」という規定はない。先にも述べたように，知的に高いために症状がカバーされていたり，環境によって症状が隠されていたりする可能性を認め，成人期に初めて症状が顕在化する可能性を示唆している。

　基準Dでは，ASDの特徴が社会的，職業的，または他の重要な領域における機能に臨床的に意味のある障害を引き起こしていなければならないことを求めている。

　また，特定用語として以下の5つの項目を設けた。

(1) 知能の障害を伴う，または伴わない
(2) 言語の障害を伴う，または伴わない
(3) 関連する既知の医学的または遺伝的疾患，または環境要因（例えば，レット症候群に関連したASD）

(4) 関連する他の神経発達症，精神疾患，または行動障害（例えば，注意
　　　　欠如・多動症を併存したASD）
　　(5) 緊張病を伴う

5．重症度

　ASDはその重症度が状況によって変化し，時間とともに変動する。また，
DSM-IV-TRにおけるアスペルガー障害などの下位分類を排除した代わりに多
面的な「自閉スペクトラム症の重症度水準」[5]を設けたのである（表2-2）。社
会的コミュニケーションの困難さと限定された反復的な行動の重症度は，それ
ぞれ別に評価されるべきである。

Ⅲ　有病率，リスク因子，予後要因，遺伝的要因

　近年，諸外国において報告されているASDの有病率は約１％である。子ど
もと成人のいずれのサンプルでも同様の値である。最近の米国疾患管理予防セ
ンター（CDC）によれば，有病率は59人に１人（約1.7％）と報告されてい
る[8]。DSM-IV-TRでは広汎性発達障害のうち，自閉性障害の有病率のみ
0.05％と示されているが，他のアスペルガー障害，レット障害，小児期崩壊性
障害，特定不能の広汎性発達障害については明らかにされていない。この
ASDの有病率１％という値はこれまでの有病率と比べて明らかに高い値であ
る。その理由として，閾値下の症例を含むようになったDSM-IVの診断基準の
拡大，認知度の高まり，研究方法の違い，あるいは自閉スペクトラム症の頻度
の真の増加を反映しているなどが考えられるが，実際のところは不明である。
　ASD発症のリスク因子としては，前述のとおり出生時の両親の高年齢，低
出生体重，バルプロ酸への胎児曝露といったさまざまな非特異的要因があげら
れる。予後要因としては，知的能力障害の重症度と言語障害の程度（５歳まで
の機能的言語の発現は予後良好の徴候）があげられる。また，なるべく早期か
らの療育・治療の開始が予後良好要因として報告されている[5]。
　第１章でもふれたように，ASDに遺伝的要因が寄与する割合（遺伝率）は，

1995年のBaileyら[7]の報告では，約80〜90％と非常に高い値が示された（一卵性双生児の一致率が90％，二卵性双生児で10〜20％）。しかし，最近のHallmayerら[9]の192組の自閉スペクトラム症の双子を対象とする大規模な研究では，遺伝的要因の寄与が従来の推定よりも大幅に低い38％，共有的環境要因の寄与が58％とされており，エピジェネティクスなどゲノム以外の要因も関心を集めている。

Ⅳ　症状の発展と経過

ASDの発症は典型的には生後 2 年目（月齢12〜24カ月）の間に気づかれることが多い。発達の遅れが重度であれば12カ月よりも早く気づかれ，症状がより軽微であれば24カ月以降に気づかれる。ASDの最初の症状は言語発達の遅れであることが多く，それに社会的関心の欠如，対人的相互反応の拙劣さ，奇妙な遊びの様式，独特なコミュニケーション様式を伴っている。さらに幼児期に反復的な行動が明らかになってくる。

ASDは生涯を通して学習や代償をし続けることが一般的である。すなわち，ASDの症状は小児期早期や学童期早期に最も顕著であることが多く，その後は年齢とともに成長し，ASD症状は軽減，改善していく。

DSM-5[5]においては，成人期のASDについて以下のような記載がある。

(1) ASDをもつ人の中で優れた言語および知的能力を有し，特殊な関心や技能に合うような適所を見つけることができた人は，成人期に自立した生活や労働をしている。概して，障害の程度が軽度の人は，より良好に自立して機能することができるかもしれない。

(2) 障害の程度が軽い人であっても，社会的な経験が乏しいためストレスに脆く，実務的な要求を援助なしで行うことは困難であり，不安や抑うつを呈しやすい。人前でその困難さを隠すために代償的な戦略や対処法を用いているが，社会的に受け入れられるように表面を取り繕うことのストレスや尽力に苦しんでいる人もいる。

（3）成人になって初めて来診する人は，家族内に自閉症の子どもがいる場合，あるいは仕事や家庭での関係の破綻がきっかけになることが多い。そのような時，発達歴を詳細に聴取することが困難である場合には，自己申告された過去および現在の困難を考慮すべきである。臨床的な観察によって現時点で診断基準を満たし，かつ幼小児期の社会的コミュニケーション能力に問題がある場合は，ASDの診断がなされる可能性がある。しかし，幼少児期を通じて通常の相互的対人関係や良好な非言語的コミュニケーション技能をもっていた場合は，ASDの診断にはならない。

（4）成人を診察する場合，幼少児期の社会的およびコミュニケーションの障害や限定された反復的な行動は，軽症であっても明らかに存在する。その後の適切な治療的介入や個人のさまざまな努力，さらに現在受けている支援によって，少なくともいくつかの状況でこれらの困難が隠されているかもしれない。しかし，何らかのきっかけによって障害が引き起こされる可能性を秘めている。

（5）ASDの老年期については明らかになっていない。

V　症例提示

ここで症例を提示したい。記載する症例に対しては，書面と口頭で同意を得た。ただし，症例の記述に際しては，個人情報保護のため，一部改変を加え，匿名性に十分に配慮した。

【症例A】初診時22歳，男性，会社員

【主　訴】自分は発達障害ではないか，気分の落ち込み

【診　断】自閉スペクトラム症，うつ病

発達歴　正常満期産にて出生。定頸3カ月，お座り7カ月，始歩12カ月と初期運動発達は正常。歩き始めると多動が目立ち，目が離せなかった。1歳6カ月健診では始語はなかったが，経過観察となった。2歳で保育園に入園後，急速に発語が増えた。しかし，絵本の文章の反復が多く，相互的なやり取りは難しかった。一人遊びを好み，友達を作ることに関心がなかった。ミニカーや積

み木を同じやり方で何度も並べることを好んだ。いつもニコニコしており，思い通りにいかなくてもかんしゃくを起こすことなく，マイペースで遊ぶことが多かった。5歳頃から相互的な会話が可能になり，発語は活発になっていったが，高音で母親を真似た女性言葉が中心であった。

生育歴：小学校は普通学級に入学した。勉学はまったく問題なく，テストではクラスで上位であった。小学校入学後，多動はなくなり，教師の言うことはきちんと守り，学校の規則は率先して遵守した。そのため，からかわれることもあったが，周囲の理解もあり，休むことなく卒業することができた。

中学校ではパソコン部に入部し，趣味の合うおとなしい友人とゲームやパソコンを楽しんだ。小規模校であったため，いじめられることもなく，おおむね安定して過ごした。成績は上位を維持していた。

高校は進学校へ入学した。友達関係を築くことが難しく，本人が友達だと思っても，相手は素っ気ない対応をするため，裏切られたと感じて落ち込むことがみられた。また，からかいなどの挑発に乗ってイライラすることもみられたが，理解ある同級生や教師のサポートによって，大きなトラブルはなく卒業し，国立大学の工学部に入学した。

大学入学後より一人暮らしを始めた。当初，大学生活で新しくできたグループでの交友関係が楽しかったが，長くは続かず次第に皆が離れていってしまった。それ以降，友達もできず，家ではゲームばかりしていた。本人の話では，インターネットのゲームの世界では有名な存在であるという。試験などの勉学に関してはとくに問題なかった。卒業論文は理解のある指導教官のもとで研究し，優秀な成績で卒業した。

現病歴：大学卒業後，電気機器企業へ就職した。初期の研修は無難にこなし，営業部に配属された。上司とともに関連会社を回る外勤が主な仕事であった。ただ，その上司が服装，言葉使い，態度にいちいち文句をつけてくるのが苦痛であった。入社3カ月後，上司と会社回りをしている時，相手の担当者に「会社の印象を率直に聞かせてください」と言われたため，ネガティブな批評を率直に述べてしまった。そのことを先輩から叱責されたが，本人はなぜ叱られているのか意味がわからなかったという。その日の帰社後，上司が皆の前で

Aを強く叱責した。それだけではなく，これまでのAの服装，言葉使い，態度などを持ち出して，長時間にわたって説教をした。

　翌日からAは会社を欠勤するようになった。夜は上司から叱責された場面が思い出されて明け方まで寝つけなかった。朝は起きることができず，昼過ぎにようやく起きても，会社のことを考えると動悸が出現した。仕事に行く気力はなくなり，気分も落ち込み，死についての考えが浮かぶこともあった。そのため，職場の産業医の指示で8月より休職となった。

　休職後，家ではゲームができるようになったが，以前のような集中力はなく，楽しめなかった。また，憂うつな気分も続いており，時に上司から叱責された場面がフラッシュバックのように思い出されることがあった。インターネットで自分の状態を調べたところ，アスペルガー症候群に該当するのではないかと考えた。そのため，産業医の紹介で当院を受診した。

　初診時面接：礼儀正しく，質問に対する受け答えもスムーズであった。優しい好青年の印象であった。自分が休職したのは上司の対応にも問題はあったが，自分のもっているアスペルガー症候群の特性も影響しているかもしれないと思うと冷静に話した。何とか今の状況から回復して，可能であれば自分の特性も修正して会社に復帰したいと述べた。まずは，うつ病を治療しながら必要な検査を行い，自分の特性を知ることから始めることで合意した。当院で可能なプログラムの中で参加したいものを行い，復帰を模索していくことになった。

　心理検査結果[注1]：知能検査のWAIS-IVでは全IQ101であり，群指数は，言語理解94，知覚推理109，ワーキングメモリ97，処理速度99であった。知覚推理が高く，それと比較すると言語理解とワーキングメモリが低い結果であった。ものの見方はやや狭い傾向にあり，ポイントを捉えて理解できている時は問題ないが，興味関心の薄いところでは要点がずれてしまう可能性がある。抽象的な物事を推理・推測して考える力は備わっており，とくに短い時間の中で視覚的な情報を得て考えをまとめることは得意である。一方で聞いたことを頭

注1）心理検査の詳細については，第5章を参照のこと。

の中で整理して考えをまとめる時には，時間をかけて行う必要がある。複雑な思考を要する場面では，注意を向け続けることが難しくなることがあるかもしれない。

　認知機能検査のBACS-Jでは，言語性記憶，ワーキングメモリ，注意機能，実行機能は正常値であったが，運動機能，言語流暢性において中等度の低下を示した。学習の積み重ねや，物事を計画的に進めたり，順序立てて自分のペースで取り組むことは確実にこなすことができる。一方で，場面に応じたとっさの応対や反応は少し遅れをとりやすい。言葉でスムーズに表現することもやや苦手なところがある。これまでの経験から身につけたことはそつなくこなせるが，イレギュラーな場面で判断を要する場合は普段の力が発揮されにくいこともあると考えられた。

　ASDの症状について養育者に尋ねるPARS-TRでは幼児期ピーク得点12点，現在（思春期・成人期）ピーク得点25点と，ともにカットオフスコアをやや上回る。同じくASD特性を検査する自己記入式のAQ-Jも36点と高く，とくに社会的スキル，細部への注意，コミュニケーション，想像力においてカットオフを上回り，日常生活を送るうえでASDの特徴をもっていることを強く認識している。

　ADHDの症状を評価する検査ASRSはパートAは2／6項目，パートBは5／12項目，CAARSは全体に高くなく，自己概念の問題のみが高かった。ADHD傾向はないが，自信をもって物事に取り組むことの難しさがうかがわれた。

　治療経過：以上の面接および検査から，自閉スペクトラム症，うつ病と診断し，本人に詳しく説明した。軽度のうつ状態が続いていたため，エスシタロプラム5mgから開始し，2週間後に10mgに増量した。治療開始3週目頃には家の中では好きなことは楽しめるようになり，フラッシュバックも出現しなくなったため，まずは外来作業療法のスポーツ・エクササイズから開始した。身体を動かすことで，治療開始2カ月目にはほぼ本来の状態に回復することができた。3カ月目から，集団認知行動療法（こころのスキルアップトレーニング）へ参加した。全10回に意欲的に参加し，苦手な人前で自分の考えを述べる

ことを克服しようと，積極的に発言する場面が見られた。他の参加者からも高く評価され，本人には大きな自信となったと思われた。

　会社側も細心の配慮を行い，治療開始6カ月後から社内規定のリハビリ出勤が開始され，翌年の4月から本人の希望した製品開発部へ異動となった。現在，エスシタロプラム10mgを服用しながら，うまく適応している。

　小括：症例Aは幼児期から自閉症状が存在したが，軽度のため療育にはつながらなかった。その後，本人の知能の高さ，周囲の理解ある対応などにより，非常に良好な発達を遂げたと考えられる。その結果，大学までは大きな問題を呈することなく過ごしてきた。しかし，就職後，厳しい社会生活の中で不適応を呈して，うつ状態となり受診に至った。診断はASDおよびうつ病である。このようなケースが「大人の発達障害外来」を受診する典型的なASD症例である。うつ病には薬物療法，作業療法，支持的精神療法が行われ，ASDに対しては集団認知行動療法（こころのスキルアップトレーニング）が行われた。会社側の細心の配慮もなされた結果，うまく復職につながった事例である。

文　献

1 ）American Psychiatric Association（1980）*Diagnostic and Statistical Manual of Mental Disorders, 3rd edition*（*DSM-III*）. American Psychiatric Association.

2 ）American Psychiatric Association（1987）*Diagnostic and Statistical Manual of Mental Disorders, 3rd edition revised*（*DSM-III-R*）. American Psychiatric Association.

3 ）American Psychiatric Association（1994）*Diagnostic and Statistical Manual of Mental Disorders, 4th edition*（*DSM-IV*）. American Psychiatric Association.

4 ）American Psychiatric Association（2000）*Diagnostic and Statistical Manual of Mental Disorders, Fourth edition, Text Revision*（*DSM-IV-TR*）. American Psychiatric Association.

5 ）American Psychiatric Association（2013）*Diagnostic and Statistical Manual of Mental Disorders, Fifth edition*（*DSM-5*）. American Psychiatric Association. ［日本精神神経学会日本語版用語監修，高橋三郎・大野裕監訳（2014）DSM-5精神疾患の診断・統計マニュアル．医学書院］

6 ）Asperger H（1944）Die "Autistischen Psychopathen" im Kindesalter. *Arch Psychiatr Nervenkr*, 117: 76-136.

7 ）Bailey A, Le Couteur A, Gottesman I, et al（1955）Autism as a strongly genetic disorder: Evidence from British twin study. *Psychol Med*, 25（1）: 63-77.

8 ）Centers for Disease Control and Prevention（CDC）（2020）https://www.cdc.gov/ncbddd/autism/data.html,（accessed on 2020/8/15）.

9 ）Hallmayer J, Cleveland S, Torres A, et al（2011）Genetic heritability and shared environmental factors among twin pairs with autism. *Arch Gen Psychiatry*, 68（11）: 1095-1102.

10）Kanner L（1943）Autistic disturbances of affective contact. *Nerv Child*, 2: 217-250.

11）Rutter M（1968）Concepts of autism: A review of research. *J Child Psychol Psychiatry*, 9: 1-25.

12）吉田友子（2009）高機能自閉症・アスペルガー症候群「その子らしさ」を生かす子育て 改訂版. 中央法規出版.

13）Wing L（1981）Asperger's syndrome: a clinical account. *Psychol Med*, 11: 115-129.

第3章

注意欠如・多動症（ADHD）

◆◆◆

I ADHDは発達障害の異端児

　ADHDは発達障害の中では，他とは一線を画す異端児と言ってもいい存在であった。その理由として，①DSM-5（2013）[1] 発刊以前は，DSM-IV-TRでも国際疾病分類のICD-10においても，ADHDは発達障害のカテゴリーには含まれずに行動障害に分類され，行為障害や反抗挑発症（いわゆる非行）と同じカテゴリーに分類されていた，②広汎性発達障害（PDD）と併存した場合は，ADHDの診断はつかず，上位概念のPDDのみの診断となるという規定があった，③発達障害の中で唯一薬物療法が有効な疾患であること，などがあげられる。

　このように異端児のあつかいを受けてきたADHDではあるが，DSM-5からは発達障害（神経発達障害群）のカテゴリーに含まれ，ASDとADHDは併記診断が可能となり，ようやく独立した疾患として認められるようになった。また，大人のADHDの存在も認められるようになり，薬物療法の適応拡大により，大人にも抗ADHD薬の処方が可能になったのである。

II ADHD概念の変遷 (図3-1)

1. 行動障害としてのADHD

　多動で落ち着きがなく，不注意な子どもの症例報告は18世紀から散見された。ADHDにつながる障害概念の端緒となったのは，1902年に英国のStill[4]が，持続的な注意の欠陥と自己抑制の欠如を示す43例の子どもについて*Lancet*に発表したことにある。これらの子どもたちは，知的障害を伴わないが，しばしば攻撃的・反抗的で，規律に抵抗し，過度に感情的で，抑制的な意思をほとんど示さず，行動の結果から学ぶことができなかった。Stillはこのような特徴をもつ子どもたちを「道徳的統制の異常な欠如」と命名した。

　一方，1917年から1918年にかけて北米において嗜眠性脳炎が流行し，その後遺症としての行動障害が研究された。これ以降，この分野は脳炎後行動障害，脳障害児，微細脳損傷症候群など，脳の器質的障害の存在を仮定して議論されたのである。

2. 微細脳機能障害の時代

　1962年に英国で開催された国際小児神経学会議において，「脳の明らかな器質的損傷が確認されていない子どもには機能障害（dysfunction）という用語を用いるべき」とされ，微細脳機能障害（Minimal Brain Dysfunction: MBD）

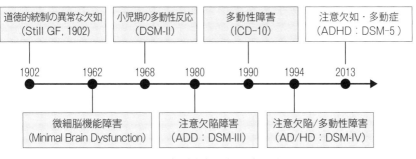

図3-1　ADHD（注意欠如・多動症）概念の変遷

という名称が提案された。また米国でも1966年に連邦共同委員会は「微細脳機能障害」を用語として推奨している[2]。一方1962年に，Kirk[3]は学習障害（Learning Disabilities: LD）という概念を提唱した。これを機に，これまで議論されてきた子どもたちは，行動上の問題か学習上の躓きかに分類されたのである。1968年，DSM-IIにおいては小児期の多動性反応（Hyperkinetic Reaction of Childhood）という用語が用いられた。

3．DSM-IIIからDSM-IV-TRまでのADHD概念

1980年，米国精神医学会のDSM-IIIにおいて，注意欠陥障害（Attention Deficit Disorder: ADD）という概念が登場し，多動を伴うタイプと伴わないタイプに分類された。これが現在のADHD概念につながっている。同時に，学習障害は特異的発達障害（Specific Developmental Disorders）という名称となり，別の概念として定着していくのである。

1994年にはDSM-IVに改訂され，ADHDは年齢不相応の著しい不注意および多動・衝動性を主症状とするものとされた。そして，不注意症状の9項目から6項目以上，かつ／または多動性・衝動性の9項目中6項目が，7歳以前から，少なくとも6カ月以上，2つ以上の生活場面において存在し，生活面における困難さを呈していることが診断基準となった。

しかし上述のように，ADHD概念は発達障害のカテゴリーには含まれず，行為障害や反抗挑発症と同じ「注意欠陥および破壊的行動障害」のカテゴリーに含まれたのである。

4．DSM-5におけるADHD概念

DSM-IV-TRまでは行動障害に分類されていたADHDは，DSM-5[1]では「神経発達障害群」に分類されるという変更がみられた。また，ASDとADHDは併記診断が可能となり，独立した疾患として認められるようになった。さらに，成人期の症例を念頭に置いた症状の記載や診断基準の変更があったことが大きな変更点である。

診断項目については，DSM-IV-TRの項目からの著しい変更は認められない

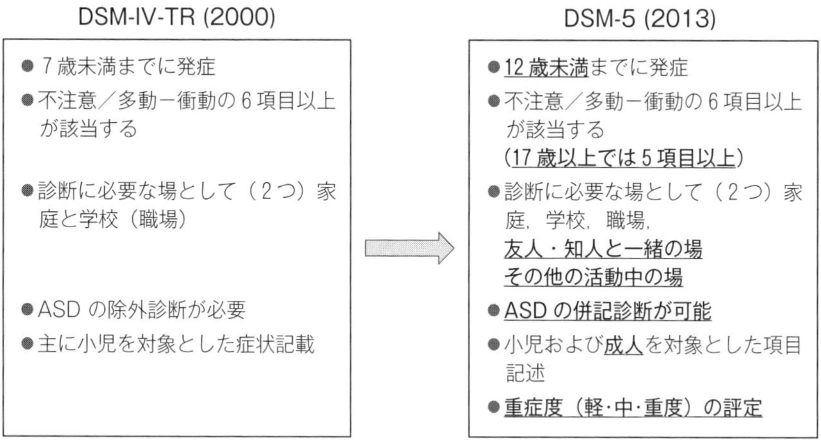

DSM-IV-TR (2000)	DSM-5 (2013)

DSM-IV-TR (2000)

- 7歳未満までに発症
- 不注意／多動－衝動の 6 項目以上が該当する

- 診断に必要な場として（2つ）家庭と学校（職場）

- ASD の除外診断が必要
- 主に小児を対象とした症状記載

DSM-5 (2013)

- <u>12 歳未満</u>までに発症
- 不注意／多動－衝動の 6 項目以上が該当する
  <u>（17 歳以上では 5 項目以上）</u>
- 診断に必要な場として（2つ）家庭，学校，職場，
  <u>友人・知人と一緒の場</u>
  <u>その他の活動中の場</u>
- <u>ASD の併記診断が可能</u>
- 小児および<u>成人</u>を対象とした項目記述
- <u>重症度（軽・中・重度）の評定</u>

図3-2　ADHD診断基準の変更の概要

が，大きな変更点としては，①症状発現年齢が，7歳未満から12歳未満に引き上げられたこと，②17歳以上の症例では下位項目を5項目満たせばよいと基準が緩和されたこと，③診断に必要な場として2つ以上であることに変わりはないが，学校，職場，家庭の他に，友人や親戚といる時やその他の活動中などの状況が追加されたこと，④これまでは小児期に特徴的な症状記載がほとんどであったが，DSM-5では小児期だけでなく成人期に特徴的な症状記載がなされていること，⑤重症度分類が導入され，軽度，中等度，重度に分けられたこと，などがあげられる（図3-2）。

Ⅲ　ADHDの症状

1．診断基準の要点

　表3-1には，DSM-5における注意欠如・多動症（ADHD）の診断基準の要点を示した。ADHDの基本的特徴は，機能または発達を妨げるほどの，不注意と多動・衝動性，またはそのいずれかの持続的な様式である。女性は男性よりも不注意の特徴を示す傾向がある。

表3-1 注意欠如・多動症の診断基準（DSM-5 [1] より引用）

A. 不注意および／または多動・衝動性の症状が持続することにより，機能または発達の妨げになっている
(1) **不注意**：以下の症状のうち6つ（17歳以上では5つ）以上が，6カ月以上持続する
　a. 綿密に注意することができず，不注意なミスをする
　b. 注意を持続することが困難
　c. 直接話しかけられても，聞いていないように見える
　d. 指示に従えず，学業や職場の課題をやり遂げることができない
　e. 課題や活動を順序立てることが困難である
　f. 精神的努力の持続を要する課題を避ける
　g. 課題や活動に必要なものをしばしばなくしてしまう
　h. 外的な刺激によってすぐ気が散ってしまう
　i. 日々の活動で忘れっぽい
(2) **多動性・衝動性**：以下の症状のうち6つ（17歳以上では5つ）以上が，6カ月以上持続する
　a. 手足をそわそわ動かしたり，トントン叩いたり，もじもじする
　b. 着席が求められる場面でしばしば席を離れる
　c. 不適切な状況で走り回ったり，高い所へ登ったりする
　d. 静かに遊んだり，余暇活動につくことができない
　e. じっとしていない，またはエンジンで動かされているように行動する
　f. しゃべりすぎる
　g. 質問が終わる前に出し抜いて答えてしまう
　h. 自分の順番を待つことが困難である
　i. 他人を妨害し，邪魔する
B. 不注意，多動・衝動性の症状のいくつかは12歳になる前から存在した
C. 不注意，多動・衝動性の症状のいくつかは2つ以上の状況（家庭，学校，職場，その他）で存在する
D. 症状は社会的，学業的，職業的機能を損なわせている明確な証拠がある
E. 統合失調症や他の精神障害の経過で生じたり，説明したりすることができない

2．不注意

　不注意とは，**a．注意を集中できず，不注意なミスをする**（学校の勉強で細かいところまで注意を払わずに，文字が抜けたり，間違えたり，ケアレスミスをしたり，名前を書き忘れたり，単純な計算ミスをしばしばする），**b．注意を持続することができない**（興味がわかないことはすぐに飽きてしまい，途中で注意がそれて投げ出す，ゲームでも自分の順番を忘れてしまうことがしばしばある），**c．話しかけられても聞いていないように見える**（自分の好きなこ

とばかり考えているので聞いていないように見える，相手に対して注意を払わない，テレビなどを見ていると話しかけても上の空のように見える），ｄ．学業や課題をやり遂げることができない（課題が途中なのに終わりにしてしまう，やるべきことを後回しにする，取りかかりが遅く，提出に間に合わない，課題を最後まで完成できない，他に気になることがあるとそちらを優先してしまう，人から指示されることが嫌い，同じことを繰り返すことが嫌いである），ｅ．課題を順序立てることができない（自分の中で何を準備し何から始めるか計画を立てられない，見通しがまずく計画できない，どれが最も重要かがわからない，課題の手順がわからない），ｆ．努力を持続しなければならない課題を避ける（苦手なものは嫌だという気持ちが先に立ってやらない，コツコツと繰り返し努力することをしない，面倒くさがって最後までやらない，あきらめが早い，課題を後回しにして好きなことを始める，間に合わないことを気にしない），ｇ．物をしばしばなくす（鉛筆，消しゴムなどよくなくす，授業に必要なものを忘れる，忘れても誰にも相談しない，整理整頓ができない，持ち物の管理ができない，物をすぐになくし，どこに置いたかわからなくなる，確認ということをしない），ｈ．刺激によって容易に気が散ってしまう（外的な音で気が散りやすい，人が横にいると気が散る，音や声に敏感に反応する，目に入ってきた刺激にすぐに反応する，いつもイライラしている），ｉ．日々の活動で忘れっぽい（時間割を忘れる，伝言されたことを忘れる，一日のスケジュールが頭に入らない），などの症状があげられる。

　不注意症状は小学校入学後に顕著となることが多い。学校や家庭の中で求められることが多くなると不注意症状が顕著になる。しかし，逆に好きなことであれば注意が集中しすぎることもある。制限がなければ，ゲームなどは１日中やってしまう子どもも少なくない。ADHDの不注意傾向は大人になっても持続することが多い。

３．多動・衝動性

１）多動性

多動性とは，ａ．手足をそわそわ動かしたり，トントン叩いたり，もじもじ

する（座ってはいられるが，もじもじと落ち着かない，我慢しているためそわそわしているように見える，姿勢の保持ができない，授業中に机をトントン叩いてしまう），b．**着席が求められる場面でしばしば席を離れる**（授業中に立ち歩いてしまう，気になることがあるとそちらに行ってしまう），c．**不適切な状況で走り回ったり，高い所へ登ったりする**（きちんとしていなければならない時に動き回ってしまう，集会などの時に前に出たがる），d．**静かに遊んだり，余暇活動につくことができない**（力の入れ方がわからず過激になる，遊びに夢中になり周りが見えなくなる，おとなしくしなければならない場ということがわからない，すぐにふざけてしまう），e．**じっとしていない，またはエンジンで動かされているように行動する**（いつもそわそわして何かしていないと落ち着かない，何をしても満足感が得られないように見える），f．**しゃべりすぎる**（一方的にしゃべる，しゃべりだすと止まらない，何と言っても止まらない，楽しいととくにおしゃべりが止まらない）などである。

2）衝動性

衝動性としては，g．**質問が終わる前に出し抜いて答えてしまう**（自分が指名されていないのに答えてしまう，思ったことや知っていることを言わなければ気がすまない，最後まで聞いておらず思い込みでしゃべってしまう，ぱっとひらめく），h．**自分の順番を待つことが困難である**（自分の順番が待てずに横から入り込む，待つ時間が長く感じられる，一番にこだわる，自分がやりたい思いが強くてルールを無視する），i．**他人を妨害し，邪魔する**（人が持っているものが気になり触らずにいられない，周囲が見えていないため，大きな声で自分を主張し，自分が最初にやろうとする）などである。

4．診断を支持する関連特徴[1]

ADHDに特異的ではないが，言語，運動，社会的発達の軽度の遅れが伴うことが多い。関連する特徴としては，欲求不満耐性の低さ，易怒性，気分の不安定性が含まれる。限局的学習症（いわゆる学習障害）がなくても，学業や仕事の業績が悪いことが多い。ADHDをもつ人は心理検査において，実行機能や記憶の検査で低値を示すことが多いが，診断的指標の役割を果たすほど特異

的ではない。成人期早期まで，ADHDは高い自殺企図のリスクと関連している。その場合，気分障害，素行症，物質使用障害を併存していることが多い。ADHDの診断に用いられる生物学的指標は今のところ存在しない。集団でみると，ADHDの子どもは健常対象と比較すると，脳波検査での徐派の増加，MRI検査での全脳体積の減少を示し，後頭葉から前頭葉の皮質の成熟に後れを示す可能性が示唆されるが，これらの所見は診断に寄与するものではない。

Ⅳ　有病率，環境要因，遺伝的要因[1]

　DSM-5によれば，近年ほとんどの文化圏で報告されているADHDの有病率は，子どもで約5％および成人で2.5％である。DSM-5において初めて成人の有病率が明記された。

　環境要因として，極低出生体重（1,500g未満）ではADHD発症の危険性が2〜3倍になるが，低出生体重児の大多数はADHDを発症しない。ADHDは妊娠中の母親の喫煙と関連している。また，児童虐待，ネグレクト，複数の里親による養育，神経毒（亜鉛など）への曝露，感染症（脳炎など），子宮内アルコール曝露の既往と関連している可能性が指摘されている[1]。

　ADHDの遺伝的要因はかなり大きく，ADHDをもつ人の第一度親族の罹患率は高い。いくつかの特定の遺伝子がADHDと関連しているとされているが，いまだに完全に解明できているわけではない[1]。

Ⅴ　症状の発展と経過

　多動性に関しては，幼児期早期に親は子どもの過度の運動活動性に気づくことが多い。ただ，ADHDの症状を4歳以前の非常に多様な正常範囲の行動から区別することは困難である。ほとんどの場合，ADHDは小学校年齢で同定され，不注意症状も顕在化してくる。ADHDをもつ人の多くは，青年期および成人期には多動性の症状は明らかではなくなる。しかし，落ち着きのなさ，不注意，計画性のなさ，衝動性に伴う困難は持続することが多い。これらの症

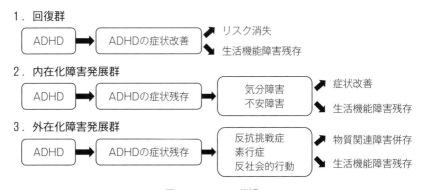

図3-3　ADHDの経過

状は成人期にも多少残存する可能性がある。

　ADHDの経過について，回復群，内在化障害発展群，外在化障害発展群の3型に分けて述べる（図3-3）。

　(1) **回復群**：青年期から成人期にかけてADHD症状が改善する群である。軽症例はこの経過をたどることが多い。生活上のリスクが消失し寛解するタイプと生活機能障害が残存するタイプがある。成人になって初めて受診する人は，多少とも生活機能障害が残存するタイプが多いと思われる。

　(2) **内在化障害発展群**：青年期から成人期にかけてADHD症状は残存し，気分障害や不安障害が併存する群である。適切な治療や援助により症状は改善し寛解に至るタイプとADHDおよび併存障害双方による生活機能障害が残存するタイプがある。

　(3) **外在化障害発展群**：青年期から成人期にかけてADHD症状は残存し，反抗挑発症，素行症，あるいは反社会的行動が併存する群である。適切な治療や援助が行われないと，物質関連障害が併存したり，生活機能障害が残存したり，さらに反社会的パーソナリティ障害に発展することもある。

　以上が，これまで一般的に考えられてきたADHD症状の発展と経過である。ところが，先に述べたように，2015年から2016年にかけてADHDに関する3つの大きなコホート研究が報告され，ADHDの転帰に関して新たな知見がもたらされた。それについては第4章で詳述したい。

Ⅵ　症例提示

次に典型的な，大人になってからADHDの診断となった症例を示す。

【症例B】：初診時26歳，女性，会社員

【主　訴】：自分はADHDではないか，2つの仕事を同時にできない

【診　断】：注意欠如・多動症（ADHD）

発達歴：初期運動発達（定頸3カ月，お座り6カ月，始歩11カ月）に問題はなかった。言葉の遅れはなく，コミュニケーションや集団行動も年齢相応であった。しかし，幼少時からじっとしていることができず，テレビを座って見ることができなかった。幼稚園では手足をそわそわ動かしたり，もじもじしたりすることが目立った。何かで遊んでいてもすぐに飽きてしまい，他の遊びに注意が移ってしまった。デパートに買い物に行くと，しばしば迷子になった。自閉傾向は認められなかった。

生育歴：小学校は普通学級に入学した。入学後，おしゃべりが多く，担任から注意されることが多かった。母親の記憶では，①文字の書き間違いが多い，②課題を順序立ててできず，結局仕上げられない，③他人の世話をしきりにするが，自分のことができない，④忘れ物が多い，⑤提出物を出さない，⑥準備をギリギリまでしない，⑦整理整頓ができない，などが目立ったという。しかし，友人関係は良好であった。

中学，高校の成績は優秀であったが，忘れ物が多く，提出物の出し忘れが多かった。母親がつねに確認をしていたため目立たなかったが，母親の努力は甚大であったという。大学は文学部に入学した。相変わらず提出物は出し忘れが目立ったが，友人と母親のサポートがあり，無事に卒業することができた。

現病歴：大学を卒業後，文具会社の事務職として就職した。初めて実家を離れて一人住まいとなった。独力では遅刻をしてしまうので，毎朝母親が電話で何度も起こすことでようやく出社していた。入社後は営業部に配属され，先輩とともに外回りをすることが多かった。配慮が行き届いた先輩のもと，楽しく仕事ができていた。入社4年目に，内勤の総務部に配属され，社長の秘書業務

も兼務することになった。外回りの営業とは異なり，細かな事務作業が多いため，不注意なミスが頻発した。例えば，①1つの仕事をしている時に，秘書業務が入ると混乱してしまい何をしていたのかがわからなくなる，②しなければならないことを先延ばしにしてしまう，③大事な書類をなくす，④大事な社長の予定を忘れてしまう，⑤仕事を順序立てることができず，優先順位をつけられない，⑥整理整頓ができない，などである。インターネットで調べたところ，自分はADHDではないかと思い至った。上司からも病院受診を勧められ，当院を初診した。

初診時面接：礼節は保たれており，表情は明るく，はきはきと返答する。相互的な受け答えもスムーズであり，自分の問題を的確に述べることができた。相互的な対人関係や情緒的な交流においては問題ないと思われた。現在は多動・衝動性の問題はなく，不注意の問題が中心であった。診断はADHDと考えられ，併存障害は認められなかった。

心理検査結果：WAIS-IVでは全IQ106であり，群指数は，言語理解108，知覚推理117，ワーキングメモリ97，処理速度90であった。知覚推理，言語理解が高いが，ワーキングメモリ，処理速度が他と比較すると低い結果であった。とくに，視覚的（非言語的）情報の理解・処理に関しては，知覚推理が高い一方で処理速度が低い傾向が見られた。視覚的情報を論理的に理解したり，情報を統合する力がある一方で，情報の変化に合わせた注意の切り替えを行い，素早く適切な動作につなげることに関しては，状況によっては時間がかかることがあると考えられた。

BACS-Jでは，言語性記憶，ワーキングメモリ，言語流暢性は正常値であり，言葉はスムーズに発することはでき，聴覚的情報を保持しながら思考することにも不自由はないと思われた。一方で，運動機能，注意機能，実行機能が中等度低下しており，日常生活での素早い動作は苦手としており，効率のよい状況に応じた思考はうまくできていない可能性があると思われた。

PARS-TRは幼児期ピーク得点0点，現在（思春期・成人期）ピーク得点2点と低く，AQ-Jも20点と高くなく，ASD傾向は認められなかった。ASRSはパートAは4/6項目，パートBは7/12項目，CAARSはT得点で不注意項目の

みが80点を超えており，不注意型のADHD傾向を強く示唆した。

　治療経過：以上の結果を詳しく説明したところ，「私が困っていることのすべてを言い当てていただいた。とても納得できた」と述べ，抗ADHD薬を処方してほしいと希望した。会社に診断書を提出したところ，すぐに異動はできないが業務に関して最大限の配慮を行うことはできること，来年度は本人の希望の部署へ異動可能とのことであった。

　そこで，抗ADHD薬の作用・副作用について十分に説明し，アトモキセチン40mgから開始し，3週目からアトモキセチン80mgに増量した。3週目頃から効果は出現し，朝はひとりで起きることができるようになり，物事の優先順位をつけられるようになり，不注意なミスや忘れ物がなくなり，気持ちに落ち着きが出てきたと述べた。自分でも改善の感触があったが，むしろ上司が変化に驚いているのを見て，これまでの自分の問題が大きかったことを実感したと述べた。

　次年度からは以前所属していた営業部へ異動となり，以後うまく適応している。アトモキセチンは40mgに減量できたが，本人の希望でそれを維持量として継続している。

　小括：純粋なADHD症例と考えられる。幼少時からADHD傾向は存在したが，軽度であったため，母親や友人のサポートによって，大きな問題には至らず大学を卒業することができた。就職後も，母親のサポート，先輩の行き届いたフォロー，営業部という環境などが幸いし，大きな問題は出現しなかった。しかし，総務部へ異動後，ADHD症状による不注意なミスが頻発したため受診となった。アトモキセチンが奏効し，さらに職場の理解による異動が重なり，減薬が可能になった事例である。

文　献

1 ）American Psychiatric Association（2013）*Diagnostic and Statistical Manual of Mental Disorders, Fifth edition*（*DSM-5*）. American Psychiatric Association.［日本精神神経学会日本語版用語監修，高橋三郎・大野裕監訳（2014）DSM-5精神疾患の診断・統計マニュアル．医学書院］

2 ） Clements SD （1966） Task Force One: Minimal brain dysfunction in children. National Institute of Neurological Diseases and Blindness, Monograph No 3, US, Department of Health, Education and Welfare.

3 ） Kirk SA & Bateman B （1962） Diagnosis and remediation of learning disabilities. *Exceptional Children*, 29: 73-78.

4 ） Still GF （1902） The goulstonian lectures: On some abnormal psychical conditions in children. *Lancet*, 1: 1008-1012, 1077-1082, 1163-1168.

第**4**章

大人の発達障害は
子どもの発達障害と同じ疾患か？

◆◆◆

Ⅰ　発達障害は子どもから大人へ連続するのか？

　従来の発達障害の概念から考えると，発達障害とは生来性の疾患であり，顕在化する症状は子どもの成長に伴って変化しても，基本となる発達障害の特性は連綿と持続して存在すると考えられてきた。例えば，知的能力障害をもつ人は，発達期早期に明らかになり，日常生活上および学業における機能の障害をもつ。しかし，特別支援教育などの療育により，一部の人は，自分の特性を生かして職を得て，支援を受けながら家庭をもつ人もいる。年齢を重ねるにつれ，軽度の人は診断基準を満たさなくなることもあるだろう。しかし，知的能力障害の原型はもち続けている。知的能力障害が人生の途中で急激に出現することも，急激に消失することもあり得ない。もし，そうであれば，発達障害の診断自体を見直さなければならない。

　しかしながら，上記の発達障害の基本原則を否定するかのような大規模な出生コホート研究が，2015年から2016年にかけて，相次いで3編報告されたのである。その内容を詳しく紹介する（表4-1)[6]。

表4-1　ADHDに関する3つのコホート研究

著者，国，地域 掲載雑誌，年	対象と方法	評価尺度・項目	小児期ADHD	成人期ADHD
Moffitt et al. New Zealand Dunedin *Am J Psychiatry* 2015	1972-1973年 出生コホート 1,037人 3，5，7， 9，11，13， 15，18，21， 26，32，38歳	小児版Diagnostic Interview Schedule （親，教師） ①ADHD症状， ②併存障害，③ 認知機能，IQ， ④Polygenic Risk，⑤生活機能	小児期ADHD， 6.0% 11，13，15歳時 に評価 男子78.7% 小児期ADHD （61人）のうち 38歳でも持続し たのは3人 （5%）のみで あった	成人期ADHD， 3.1% 38歳時に評価 男性61.3% 成人期ADHDの 90%は小児期に ADHD症状はほ とんどない
Agnew-Blais et al. UK England and Wales *JAMA Psychiatry* 2016	1994-1995年 出生コホート 2,232人，双 生児 5，7，10， 12，18歳	DSM-IV， Rutter小児スケール（親，教師） ①ADHD症状， ②併存障害，③ 認知機能，IQ， ④家族	小児期ADHD， 12.1% 5，7，10，12 歳時に評価 小児期ADHD （247人）のうち 18歳でも持続し たのは54人 （21.9%）	若年成人期 ADHD 8.1%（18 歳） 若年成人期 ADHD（166人） の112人 （67.5%）は小児 期にADHD症状 はほとんどない
Caye et al. Brazil Pelotas *JAMA Psychiatry* 2016	1993年 出生コホート 5,249人 11，18-19歳	SDQ (Strengths and Difficulties Q) （両親，本人） ①ADHD症状， ②併存障害，③ IQ	小児期ADHD， 8.9% 11歳時に評価 男子63.9% 小児期ADHD （393人）のうち 18-19歳でも持 続したものは60 人（15.3%）	若年成人ADHD 12.2%（18-19 歳） 男性39.0% 若年成人ADHD の84.6%は小児 期にADHD症状 はほとんどない

Ⅱ　ADHDの子どもから大人への連続・不連続

1．ニュージーランド・ダニーデンのADHDの出生コホート研究[14]

研究対象はニュージーランドのダニーデン市において1972年4月から1973年

3月までの間に生まれたすべての子ども1,037人である。年齢が3，5，7，9，11，13，15，18，21，26，32，38歳の時に種々の検査（血液検査，知能検査，認知機能検査，精神障害の診断面接など）を行った。研究対象者は検査とインタビューのために1日がかりで研究所を訪れるのである。ニュージーランドは英語圏であるので，大学から国外へ留学する人が多い。21歳時点では，ダニーデン市在住者は65.4%，その他の国内在住者は27.6%，国外在住者は7%の74人も存在した。それにもかかわらず，38歳における継続率はなんと95%という高い値であった。この研究は，コホート研究の中でも非常に質の高いものと言えるだろう。

　この研究によりさまざまなことが明らかになった。例えば，幼児期の喘息が寛解した後，成人期に再発する割合はどうか，そのリスク因子は何か，知能は時の経過とともにどうのように変化するのか，青年が喫煙や飲酒，薬物依存に至るきっかけは何か，11歳時に精神病様体験が生じた子どもの割合はどうか，その子どもたちが26歳時に，統合失調症に罹患した割合はどうか，高血圧症の起源は子ども時代に遡ることができるかなど，コホート研究でしか得られない結果がつぎつぎと明らかになっていったのである。

　小児期ADHDは11，13，15歳時にDSM-IIIの診断基準（Diagnostic Interview Schedule for Children: DISC）で評価を行い，61名（6.0%）がADHDと診断された（DSM-5では有病率5.0%と記載されている）。さらに症状は親と教師のチェックリストによっても確認された。一方，成人期ADHDは，38歳時にDSM-5の診断基準で過去12カ月の症状が確認され，31名（3.1%）がADHDと診断された（DSM-5では有病率2.5%とされている）。

　小児期ADHDと成人期ADHDの関係を示したものが図4-1である。すなわち，子どもから大人になり，ADHDの診断基準を満たすものが61名から31名に単純に減少したのではなく，両時期にADHDの基準を満たしたものはたった3名しかおらず，ほとんどが重複していなかったのである。小児期ADHDは男子優位であり，ADHD特有の併存障害をもち，神経心理学的障害，多遺伝子リスク，生命障害と関連していた。一方，成人期ADHDは性差がなく，物質依存，生命障害，精神科治療歴と関連していた。すなわち，小児期

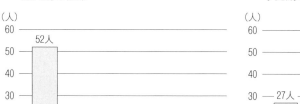

図4-1　小児期発症ADHDと成人期ADHDの違い
（Moffittら，2015[14]）を著者一部改変）

ADHDと成人期ADHDは併存障害，神経心理学的障害，多遺伝子リスクなど
実質的に重複する部分がほとんどなかったのである。

　それでは，小児期にADHDと診断された人たちの成人期の状態はどうなっ
ていたのであろうか。それは決して寛解という状態ではなく，ADHD症状は
軽減あるいは消失していたが，30歳代に至るまで生活機能に困難をもってい
た。認知機能の低下が持続しており，IQは有意に低下していた。経済的にも
困苦であり，負債と乱費の問題をもち，PTSDや自殺企図を経験したことが有
意に高かった。すなわち，ADHD症状はなくても，生活機能が低い状態で
あったのだ。一方，成人期にADHDと診断された人たちは，その小児期には
確かにADHD症状が少なく診断基準を満たさないが，症状がまったくないわ
けではなかった。しかし，小児期ADHDのような認知機能障害はなくIQも正
常範囲であり，収入は平均的であるが，負債と乱費の問題はもっていた。さら
に注目すべきことは，48％は物質依存を，32％はうつ病を併存していたとい
う。

　また，小児期ADHDの親の77％が，20年後には自らの子どもが小児期に
ADHD症状があったことを記憶しておらず，成人期のADHD診断において親

の記憶に頼ることの問題が，図らずも提起されたかたちになった。さらに，この研究が開始された時代（1970年代前半）は，まだメチルフェニデートによる薬物治療は一般的ではなかったため，この対象例に対して子ども時代に薬物療法は行われていない。つまりこの研究結果はADHDの自然経過とも言える。すなわち，薬物療法を行わなくても，ADHD症状のほとんどは青年期から成人期にかけて消失してしまうのである。薬物療法は本当に必要なのかという根本的な疑問も湧き上がってくる。

　本論文の著者のMoffittらは，ADHD症状を呈している成人は小児期発症のADHDとは異なっている可能性について指摘し，ADHDの子どもから大人への連続性について否定的な見解を示しているのである。

2．イングランドおよびウェールズのADHDの出生コホート研究[1]

　本研究は，1994年1月〜1995年12月の2年間にイングランドおよびウェールズで出生した1,116組（2,232人）の双生児を対象とした大規模な出生コホート研究である。一卵性双生児55％と二卵性双生児45％から構成されており，家庭訪問による調査が行われた。年齢が5，7，10，12，18歳の時にADHDの評価を行った。小児期ADHDの診断は，5，7，10，12歳の時にDSM-IVの診断基準を用いて，母親と教師からの情報をもとに評価した。その結果，18歳時にフォローできた2,040人中247名（12.1％）が小児期ADHDと診断された。成人期ADHDの診断は，18歳時における1対1の構造化面接を用いたDSM-5の診断基準での評価によって若年成人（young adult）ADHDを抽出し，2,040人中166名（8.1％）が成人期ADHDと診断された。ちなみに双生児の遺伝的一致率は35％と推定された。

　このコホート研究においても，両時期にADHDの診断基準を満たしたのはたった54名（小児ADHDの21.9％）しかおらず，重複例は少なかった（図4-2）。また，成人期のみ基準を満たした遅発型（late-onset）ADHD患者は，不安症，うつ病，マリファナやアルコールの物質依存症などの併存率が高いこと，さらに，双生児のデータ分析から，遅発型ADHDは小児期ADHDに比べて遺伝的要因の可能性が低く，発症率が男女でほぼ等しいと報告された。

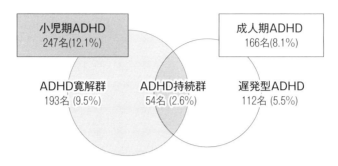

図4-2　小児期発症ADHDと成人期ADHDの関係
（Agnew-Blaisら，2016[1]）を著者一部改変）

　本研究の著者らは，結論として，両時期に持続しているADHD群より，大
人になって初めて診断される成人期ADHD（遅発型ADHD）の方が多いため，
小児期発症ADHDと遅発型ADHDはそれぞれ異なる原因で発症するとし，
ADHDの遺伝子的な研究や治療に示唆を与えるとしている。

3．ブラジル・ペロタスのADHDの出生コホート研究[5]

　本研究は，1993年の１年間にブラジルのペロタス市で出生した5,249人に対
する大規模なコホート研究である。小児期ADHDは，11歳時にStrengths and
Difficulties Questionnaire（SDQ）調査票の多動のカットオフ値や親へのイン
タビューからADHD症状を評価し，DSM-IVに基づいて393名（8.9％）が
ADHDと診断された。一方，成人期ADHDは，18～19歳時にDSM-5の診断基
準（発症時期を考慮せず）で確認し，492名（12.2％）がADHDと診断された。
両時期にADHDの診断基準を満たしたものは60名（小児期ADHDの15.3％）で
あり，重複例は少なかった。小児期ADHD393名のうち288名（73.3％）が成人
期では診断基準を満たさず（45名は成人期の情報なし），小児期ADHDの診断
がなかったのに成人期になって416名が成人期ADHDとして診断がついた（16
名は小児期の情報なし），という結果であった。さらに成人期になってADHD
と診断される場合，交通事故，収監，うつ病，全般性不安症，社交不安症，自
殺企図，性感染症などの症状や併存障害が小児期ADHDよりも多くなること

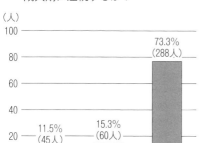

A. 小児期ADHD（393人）は
　　成人期に連続するか？

(人)
- 100
- 80　73.3%（288人）
- 60
- 40
- 20　11.5%（45人）　15.3%（60人）
- 0

成人期の情報なし　成人期もADHD　成人期非ADHD

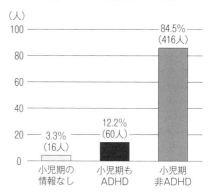

B. 成人期ADHD（492人）は
　　小児期にADHD症状があったか？

(人)
- 100
- 80　84.5%（416人）
- 60
- 40
- 20　3.3%（16人）　12.2%（60人）
- 0

小児期の情報なし　小児期もADHD　小児期非ADHD

図4-3　小児期ADHDの前方視的検討と成人期ADHDの後方視的検討
（Cayeら，2016[5]を著者一部改変）

が報告されている（図4-3）。

　本研究の著者らは，小児期発症ADHDと成人期ADHDは連続するものではなく，発達の軌跡が異なる2つの症候群である可能性を示唆し，神経発達障害とすることに疑問を呈している。

Ⅲ　3つのADHDの出生コホート研究から見えてくるもの

1．知的能力・認知機能障害の影響

　ニュージーランドのADHDの出生コホート研究[14]においては，小児期ADHD群の知能指数IQは89.43±16.17（平均±SD）であり，非ADHD群の101.12±13.79と比べて有意に低い値であった。また，各種認知機能検査においても小児期ADHD群は有意に低下していた。すなわち，小児期ADHD群は，知的レベルが低いために元来社会適応能力が低く，ADHD症状が幼児期から顕在化しやすかった可能性が推察される。一方，成人期ADHDは知能検査および認知機能検査においても対照群と有意差はなかった。そのため，知的レベルの高さによってADHDの素因をカバーしたため，ADHDの診断がつきにく

かったと推察される。

　イングランドおよびウェールズのADHDの出生コホート研究[1]においても，小児期および成人期双方の診断基準を満たす54名の平均IQは87.96±14.7であり，成人期になって診断が消失した193名の平均IQ 93.04±14.6や，成人になって初めて診断がついた112名の平均IQ 96.9±15.7より，統計学的に有意に低い。両時期にADHDと診断されない対照群1,681名の平均IQ 101.38±14.6と比較してもその差は明らかである。この研究においても知的レベルの高低がADHD症状の顕在化に影響を与えていた可能性が示唆される。

　ブラジルのADHDの出生コホート研究[5]においても，小児期ADHD診断を満たす393名の平均IQは89.7±11.7であり，成人期ADHDの診断基準がついた492名の平均IQ 95.3±11.8より有意に低い。小児期にADHDと診断されない対象群4,033名の平均IQ 97.2±12.4，および成人期にADHDと診断されない対照群3,547名の平均IQ 96.7±12.7と比較してもその差は明らかであり，知的レベルの低さが小児期にADHD症状を顕在化させていた要因であると考えられる。

2．閾値下のADHD症状

　ニュージーランドのADHDの出生コホート研究においては，成人期ADHDと診断された31名は，小児期・成人期ともにADHDと診断されない対照群920名と比較して，小児期ADHDスコアが有意に高かった（親評価では有意差なし，教師評価で有意差ありp=0.01）。すなわち，成人期になって初めてADHDと診断された人たちも，診断基準を満たすほどではないが，幼少期からADHD症状は確実に存在したのである。

　イングランドおよびウェールズのADHDの出生コホート研究においても，成人期になって初めてADHDと診断がついた112名は対照群1,681名と比較して，小児期のADHDスコアが有意に高かった（4.14±2.5対2.15±2.4）。この研究においても，成人期になって初めてADHDと診断された人たちも，診断基準は満たすほどではないが，閾値下のADHD症状は幼少期から確実に存在していたと考えられる。

3．小児期ADHDと成人期ADHDは異なる概念なのか？

　上に紹介した３つの論文ともに，「小児期ADHDと診断がついた人たちの多くは成人期には診断がつかず，成人期ADHDと診断がついた人たちの多くは小児期には診断がついていなかった」という結論であった。すなわち，DSM-5[2]においても述べられている，幼児期より始まり成人期まで持続する慢性的な神経発達症というADHDの基本的な概念に対して，それを揺るがすような非常にインパクトのある事実を提示したと言えるだろう。

　実際の臨床においては，小児期から経過を診ている子どもの多くは，本人の成長，心理社会的サポート，あるいは薬剤による治療効果などが総合的に功を奏し，青年期までには診断基準を満たさなくなる症例が多い。薬物治療も高校卒業までに終了できる症例も少なくない。また，成人の精神科外来では，大人になって初めてADHD症状が顕在化して，診断がつく症例が増加している。

　３つのコホート研究は大きな衝撃をもってわれわれの前に出現したが，実は上記のような臨床の実際を的確に，そして鮮明に反映したものであったと考えることが可能である。大人になって初めてADHDの診断がつく症例の中にも，子どもの頃から間違いなくいくつかのADHD症状をもちながらも診断がついていなかった症例もあれば，親に確認する限り子どもの頃には本当にADHD症状が存在していたか微妙な症例も存在する。

　それでは成人期ADHDはどのように考えればよいのであろうか。幼少時から知的レベルが高く，あるいは保護的な環境にあったため，①症状があるにもかかわらず事例化することがなかったが，成人期になりさまざまなストレスが重なって事例化する場合，②ADHD症状はごく軽度か，なかったが，素因は存在したケース（例えば，遺伝的素因があるなど）が，成人期になりさまざまなストレスが重なって事例化する場合の２通りの可能性が考えられる。ニュージーランドのコホート研究の著者であるMoffittらが主張する「遅発型late-onset ADHD」[14]という概念は，後者の考え方によると理解しやすいと思われる[11]。

　以上をまとめると，成人期ADHDは小児期発症ADHDとまったく異なる概

念ではなく，小児期には軽度のADHD症状は存在したが，診断基準を満たすほどではなかった症例や，親からは確認ができないほど軽度の症状だが素因が存在した症例などが該当し，彼ら（彼女ら）は，小児期には事例化することがなかったが，成人期になりさまざまなストレスが重なって事例化したのだと考えると理解しやすいと思われる。

Ⅳ　ASDの経過・予後

1．ASDの長期的な予後[12]

　ASDと診断された子どもに対する診断的安定性を検証するために，23の縦断的研究について統計的文献レビューが行われた[16]。縦断的なフォローアップにおいて，15％の対象群はASD徴候がなくなり診断基準を満たさなくなることが明らかになった。症状がより可変的であったのはアスペルガー障害や特定不能の広汎性発達障害などの軽症群であった。

　ASDの子どもたちを幼児期から成人期までフォローした前向き縦断研究は数少ない。予後といっても，診断的重症度，認知機能，言語，学業成績，社会的転帰などさまざまな視点からの評価が存在する。いくつかの研究では，ごく一般的な方法を用いて予後を「非常に良いvery good」から「非常に悪いvery poor」までの3〜4分類で調査した論文が報告されている[3, 7, 8, 10]。これらの研究の予後はかなり幅が広く，「非常に良い」という評価も5％以下から25％まで幅が広い[13]。

　全般的には多くのASD者において，自閉的症状は徐々に減少し，時間をかけて適応能力の改善が見られるが，最も特徴的なことはASD者の予後に関する多様性である。長期的な予後を改善させる主な因子としては，高いIQや5歳以前に有意語があることなどがあげられているが，そのような高機能の群においても相当な多様性が見られるのである[4, 13]。

　全体的には改善の傾向にあるとはいえ，教育環境の変化や青年期への突入，若年成人への過渡期などの変化や移行があると新たな課題が出現する。いくつかの研究では，青年期に機能の低下が認められると報告されている。これは気

分障害や不安障害の併存や，てんかんの出現などが影響している可能性がある。

Taylorは[15]，青年期のASD者が若年成人へと移行する際の発達の軌跡を報告した。青年期ASD者にとって学校からの卒業は非常にストレスが大きく，すべての成長過程のスピードを減じることにつながっている可能性があるという。若年成人への移行は，多くのASD者およびその家族にとって深刻な問題である。なぜなら，成人の精神保健や社会保障に関する資源が少なく，この時期に発達の障害が鮮明になるからであるとしている。

以上の，これまで報告されてきた研究の結果は，われわれが臨床で経験する現実を如実に反映していると考えられる。われわれの臨床の実際については第5章で解説したい。

2．ASDの予後良好群

2013年，米国コネティカット大学のFeinらは[9]，幼少期にASDの診断がついているのに後に診断がつかなくなったOptimal Outcome群（最善の転帰群）が一部に存在していることを報告した。早期にASDの診断を受け，適切な治療的介入を受ける機会のあった子どもたちのその後の発達について，前向きに詳細に評価しながら追跡調査を行った結果，就学後に症状が回復する一群が存在すると報告したのである[11]。

Optimal Outcome群を，5歳前に専門家によりASDの診断を受け，知能指数と適応行動指数（VABS尺度のコミュニケーション機能と社会化機能）が77より高い（平均100の−1.5 SD以上の値），通常学級で支援なしで十分な教育が受けられている者とした。そして，Optimal Outcome群34名（8〜21歳）と年齢と性別と知能指数を一致させた高機能自閉症群44名（8〜20歳）および定型発達群34名（9〜21歳）の3群において比較検討された。

その結果，Optimal Outcome群の社会コミュニケーション質問票（Social Communication Questionnaire: SCQ）や包括的な言語検査の一部で定型発達群と有意差を認めたものの，ADOS（自閉症診断観察検査）のコミュニケーション機能や社会化機能の現在の症状スコア，表情認知検査，包括的な言語検査な

どでは定型発達群と有意差を認めなかった。また，上述の検査のうち，表情認知検査以外の諸検査では，Optimal Outcome群は高機能自閉症群より有意に高い成績であった。幼児期の発達歴を保護者に質問するADI-R（自閉症診断面接ツール）においてはコミュニケーション・スコアと限定的・反復的行動（restrictive and repetitive behaviour: RRB）スコアではOptimal Outcome群は高機能自閉症群との間に有意差はなかったものの，社会化スコアはOptimal Outcome群（15.2±6.4）は高機能自閉症群（20.3±5.3）よりも有意に良好な結果であった（p＜0.001）。以上をまとめると，Optimal Outcome群では調査時点においてASD症状が有意に改善したと解釈することができる。

　原則として，ASDなどの発達障害は，症状がある程度は軽快することはあっても，特性が完全に消失するような完全治癒はないと考えられる。しかし，上述のように定型発達群とほぼ同等まで改善したOptimal Outcome群が一部で存在することは事実と言うことができるだろう。この研究においては，Optimal Outcome群は21歳までフォローされているが，その後社会生活を送るようになった時，どのような適応を見せるのであろうか。児童期，青年期までは安定していたが，成人期になって不適応を呈するケースもあるかもしれない。今後の研究の成果を待ちたいところである。

1 ） Agnew-Blais JC, Polanczyk CV, Danese A, et al（2016）Evaluation of the persistence, remission, and emergence of attention-deficit/hyperactivity disorder in young adulthood. *JAMA Psychiatry*, 73(7): 713-720.
2 ） American Psychiatric Association（2013）*Diagnostic and Statistical Manual of Mental Disorders, Fifth edition（DSM-5）*. American Psychiatric Association.［日本精神神経学会日本語版用語監修，高橋三郎・大野裕監訳（2014）DSM-5精神疾患の診断・統計マニュアル．医学書院］
3 ） Billstedt E, Gillberg C, Gillberg C（2005）Autism after adolescence: Population-based 13-to 22-year follow up study of 120 individuals with autism diagnosed in childhood. *J Autism Dev Disord*, 35(3): 351-360.
4 ） Billstedt E, Gillberg IC, Gillberg C（2007）Autism in adults: Symptom patterns and early childhood predictors. Use of the DISCO in a community sample fol-

lowed from childhood. *J Child Psychol Psychiatry*, 48(11): 1102-1110.

5) Caye A, Rocha TB, Anselmi L, et al (2016) Attention-Deficit/Hyperactivity Disorder trajectories from childhood to young adulthood: Evidence from a Birth cohort supporting a late-onset syndrome. *JAMA Psychiatry*, 73(7): 705-712.

6) 傳田健三（2019）大人の発達障害について．心の健康，北海道精神保健協会，142: 22-25.

7) Eaves LC & Ho HH (2008) Young adult outcome of autism spectrum disorders. *J Autism Dev Disord*, 38(4): 739-747.

8) Farley MA, McMahon WM, Fombonne E, et al (2009) Twenty-year outcome for individuals with autism and average or near-average cognitive abilities. *Autism Res.*, 2(2): 109-118.

9) Fein D, Barton M, Eigsti IM, et al (2013) Optimal outcome in individuals with a history of autism. *Journal of Child Psychology and Psychiatry*, 54(2): 195-205.

10) Howlin P (2013) *Outcomes in Adults with Autism Spectrum Disorders, Handbook of Autism, 4th edition*. John Wiley & Sons.

11) 小坂浩隆・藤岡徹（2017）発達障害の子どもから大人への連続性について．最新精神医学，22(3): 197-208.

12) Le Couteur AL & Szatmari P (2015) Autism spectrum disorder. In Thapar A, Pine D, Leckman JF, et al (eds): *Rutter's Child and Adolescent Psychiatry, Sixth edition*. John Wiley & Sons.

13) Levy A & Perry A (2011) Outcomes in adolescents and adults with autism: A review of the literature. *Res Autism Spectr Disord*, 5(4): 1271-1282.

14) Moffitt TE, Houts R, Asherson P, et al (2015) Is adult ADHD a childhood-onset neurodevelopmental disorder? Evidence from a four-decade longitudinal cohort study. *Am J Psychiatry*, 172(10): 967-977.

15) Taylor JL (2009) Chapter one-the transition out of high school and into adulthood for individuals with autism and for their families. *Int Rev Res Ment Retard*, 38: 1-32.

16) Woolfenden S, Sarkozy V, Ridley G, et al (2012) A systematic review of the diagnostic stability of autism spectrum disorder. *Res Autism Spectr Disord*, 6(1): 345-354.

第5章

「大人の発達障害外来」には
どんな人が訪れるか?

◆◆◆

I 「大人の発達障害外来」の開設

　筆者は，児童青年精神医学を専門とし，長らく大学病院を中心に診療を行ってきた。しかし，外来では成人の患者も並行して診察していた。その経験から言うと，小児期から発達障害として診察を受けていた患者が成人期に達した病態と，成人期になって初めて発達障害を疑って病院を受診する患者の病態は異なるのではないかと常々感じており，その関係を明らかにしたいという思いをずっと抱いていた。

　2018年より一般の精神科病院に勤務することになり，それを機に「大人の発達障害外来」を開設した。その理由は，小児期の発達障害を診療でき，かつ大人の発達障害も診ることができる精神科医は数少ないのではないかと考えたのが第1である。

　第2の理由として，第4章に述べたADHDに関する3つの大きなコホート研究のインパクトの大きさにある。いずれの研究も，小児期発症ADHDと成人期ADHDは大きく異なるものであるという結果を示したのである。このコホート研究には驚かされた。児童精神科医はADHDの発達についてまったくわかっていなかったことを痛感させられたのである。その実態をこの目で確認してみたいというのが第2の率直な理由であった。

Ⅱ 「大人の発達障害外来」の実際

1. 「大人の発達障害外来」の概要[6]

　2018年10月より，「大人の発達障害外来」を正式に開設した。週３人ずつ新患を診察し（初診は１人１時間の診察），発達障害面接を行った。そして，発達障害の存在が疑われる患者に対して，日を改めて心理・発達検査としてWAIS-Ⅲ（WAIS-Ⅳ，WISC-Ⅳ），PARS-TR，AQ-J，ASRS，CAARS，BACS-J，PF-Study，MMPI（検査の詳細は後述）を施行した。認知機能検査としてBACS-Jを行ったところが特徴的と言えるかもしれない。その結果が出たところで，再び面接を行い，正式な診断を下したうえで心理教育を行った。

　「大人の発達障害外来」を受診する人は，成人期になって初めて精神科外来を受診する人がほとんどである。しかし，なかには幼児期あるいは小児期から何らかの発達障害で児童精神科に通院していたが，高校生になったので処方目的のためだけに転院したいと希望する場合や，重度の知的障害をもち福祉施設に入所しているが，現在の発達障害の状態を診断してほしいと希望して受診する人もいる。当初はそのような方々も診察していたが，「大人の発達障害外来」を開設してまもなく新患診察が数カ月待ちの状態になったため，上記のような方々は対応可能な他の病院あるいは施設に紹介している。

2. 「大人の発達障害外来」の患者100例の概要

　上記のように，開設当初は来院される方々はすべて診察していたが，電話による初診受付の段階で，他の病院・施設にお願いできる方々は振り分けるようにした。また，心理検査バッテリーについても，開設当初は試行錯誤を繰り返していたが，現在の臨床心理士数（３名）で施行可能であり，かつ適切な評価ができる内容を次第に確立していった。

　ここでわれわれの自験例100人の概要を紹介したい。患者数を100例と区切ったのは，発達障害の特徴や傾向を全体の中の比率で捉えるのに便利と考えたからである。対象になった症例は，①原則として，幼児期・小児期には発達障害

として診断・治療が行われておらず，②おおむね同じバッテリーの心理検査を行い，③可能な範囲で親あるいは保護者から発達歴を聴取し，④面接と検査の結果から診断を行い，それに基づく心理教育を実施し，⑤このような診断・検査・治療がおおむね確立された時期から連続して受診した患者100例である。

症例の検討に先立ち，当院の倫理委員会に研究計画を申請し，同委員会の審査による承認を受けた。また，臨床の実際を理解していただくために，なるべく沢山の具体例を紹介した。症例提示に際しては，27名の患者に対して書面と口頭で同意を得た。症例の記述に際しては，個人情報保護のため一部改変を加え，匿名性に十分配慮した。

3．発達障害面接

発達障害面接の詳細については，第7章で述べるので，ここでは面接に至る手続き，および面接の概略を記載したい。

1）初診予約時

当院では初診の予約は精神保健福祉士（PSW）が電話で受けている。その際に以下のことを伝えている。

(1) これまでの経過をA4用紙1枚で記載してきてもらうこと。何らかの理由で本人が書けない場合は，保護者に書いてもらう。本人・保護者の双方が書いてきてもかまわない。

(2) 通知表，連絡帳，母子手帳など第三者からの情報源があれば持参してもらうこと。

(3) 診察日の大まかな内容を伝える。①PSWが初めに30分ほどかけてインテーク（予診）を行うこと，②簡単な問診票を書いていただくこと（5分程度），③診察時間は1時間程度かかること，④研修医が同席することがあるが，断ることができること，⑤詳細な検査は後日の予約となること。

(4) 他病院に通院中の場合は（あるいは過去に通院歴がある場合は），可能な限り医療情報提供書を書いてきてもらうこと。

(5) 当日来院できなくなった場合は速やかに連絡を入れてほしいこと。

2）初回診察における出会い

「大人の発達障害外来」を受診する人にとって，精神科診察というものは，何をするのかよくわからない場合がほとんどである。診察に対する漠然とした不安，心を読み取られるかもしれないという恐怖，もしかしたら今の苦しみや生きづらさを楽にしてもらえるかもしれないという期待をもって来院する人が少なくない[4]。

治療者はもちろん目の前の患者のことを理解しようと努めるが，実は患者も治療者の表情や振る舞いに目を凝らし，「この医者はどんな人なのか」と一生懸命に読み取ろうとする。初回診察はその意味で，医師‐患者が相互に観察し，相互に影響しあう場である。医師の一言が患者にどのようなインパクトを与える可能性があるのか，患者のさりげない質問がどれほど勇気のいることであったかを理解しようとする想像力が問われる場であると言える。人と人との出会いであるゆえ，初回面接の印象はその後の関係を決定づけると言っても過言ではない。

3）どんなことで困っているか？

初回面接の本題は「どんなことで困っているか？」ということである。あらかじめA4用紙1枚で受診に至った経過を書いてきてもらっているが，実際に聞かれると，うまく答えられない場合も少なくない。可能な範囲で，本人の言葉で「困っていること」を説明してもらった後，本人が書いてきた主訴について質問して確認していく。

その後すべての初診患者に，①発達歴に関する諸項目，②うつ症状，③ADHD症状，④ASD症状を一つひとつ丁寧に聞いていく（詳細は第7章を参照）。この時，自分の面接のパターンを決めておく。同じパターンに対して相手がどのような反応を示すかを見るのである。症状確認の意味だけでなく，標準的な人たちの反応を基準にして，目の前の人はその基準からどのように，どの程度異なるのかを観察するわけである。

4．心理検査バッテリー

初診の診察とは別の日に心理検査を行う。われわれが行っている心理検査

バッテリーを以下に紹介し，一つひとつ簡単に解説していく。

1）知能検査（WAIS-III，WAIS-IV，WISC-IV）[12]

知能検査として，16歳未満の患者にはWISC-IVを，16歳以上の患者には WAIS-IIIあるいはWAIS-IVを用いた。筆者の所属する病院では当初はWAIS-IIIを使用していたが，2018年よりWAIS-IVへ移行したため，16歳以上の対象患者の中にはWAIS-IIIあるいはWAIS-IVを使用した患者が存在する。

WAIS-IVでは，全検査IQ（全般的な知的水準）は，次の4つの群指数，①言語理解（言語的なことに対する理解や把握の能力），②知覚推理（視覚的な情報を理解したり操作したりする能力），③ワーキングメモリ（頭の中に情報を一時的に保持しながら，物事を処理する能力），④処理速度（手先の器用さや，視覚情報の素早い処理能力）から構成される。

2）PARS-TR（親面接式自閉スペクトラム症評定尺度）[1]

PARS-TR（Patient-Interview ASD Rating Scale-Text Revision）はわが国で開発された，自閉スペクトラム症（ASD）の発達・行動症状について親（主養育者）に面接し，その存否と程度を評定する57項目からなる評定尺度である。ASD特性に関する幼児期の状態と成人期現在の状態を把握するためのツールである。幼児期ピーク得点が9点以上，現在（思春期・成人期）ピーク得点が20点以上でASDが強く示唆される。

3）AQ-J（自閉症スペクトラム指数日本語版）

AQ-J（Autism-Spectrum Quotient-Japanese version）はバロン・コーエン Baron-Cohen, S.らによって高機能ASDの成人用として開発された，自己記入式の4件法の質問紙である。成人期ASDの特性を表した50項目の質問からなる[8]。カットオフスコアは30点あるいは33点とされている。

4）ASRS-v1.1（成人期ADHD自己記入式症状チェックリスト）

ASRS-v1.1（Adult ADHD Self-Report Scale）はDSM-IV-TRのADHD診断基準に基づいて18項目の質問から構成されている[2]。パートAは主要6項目，パートBは残りの12項目からなっており，その程度を5段階評価で記入するものである。パートAの6項目中4項目で高いスコアが得られればADHDの可能性が高いとされる。

5）CAARS（コナーズ成人ADHD評価尺度）

CAARS（Conners' Adult ADHD Rating Scales）はコナーズConners, C. K.ら[5]によって成人期ADHDの症状評価尺度として開発された。4段階で評価される。自己記入式と観察者評価式の2種類がある。DSM-IVのADHD診断基準に準拠し，8つの下位項目，「不注意／記憶の問題」「多動性／落ち着きのなさ」「衝動性／情緒不安定」「自己概念の問題」「DSM-IV不注意型症状」「DSM-IV多動‐衝動性型症状」「DSM-IV総合ADHD症状」「ADHD指標」からなる。各下位項目の総合得点（T得点）を測定し評価する。一般的には，下位項目のT得点のカットオフスコアは65点とされることが多い。

6）BACS-J（統合失調症認知機能簡易評価尺度日本語版）

BACS-J（The Brief Assessment of Cognition in Schizophrenia-Japanese version）は，キーフKeefe, R.らによって開発された統合失調症の認知機能を評価する尺度である[7]。言語性記憶（言語性記憶課題），ワーキングメモリ（数字順列課題），運動機能（トークン運動課題），言語流暢性（意味カテゴリー流暢性課題），注意と情報処理速度（符号課題），および実行機能（ロンドン塔課題）を評価する6つの検査で構成される。近年では，統合失調症だけでなく，うつ病，双極性障害，ASDなどの他の精神障害の認知機能の評価にも用いられるようになった。BACS-Jを全例に行っているのが当院の特色である。

7）PF-Study（PFスタディ）

PF-Study（Picture Frustration Study）はローゼンツァイクRosenzweig, S.が開発した投影法の心理検査である。PFスタディを直訳すると「絵画欲求不満テスト」であり，さまざまなストレスや葛藤状況を絵画で表し，その状況に対する対処傾向を評価するものである。GCR（Group Conformity Rating：集団一致度）とは，標準集団の典型的反応と被験者の反応の一致度（％）を表す。GCRが顕著に低い場合には適応の困難さが示唆され，逆に高すぎると過剰適応が示される。

8）MMPI（ミネソタ多面的人格検査）

MMPI（Minnesota Multiphasic Personality Inventory）はミネソタ大学の

ハザウェイHathaway, S. R.らが開発した質問紙法パーソナリティ検査である。550の項目があり、外界に対してどのような対処パターンをとりやすいかを捉える4つの妥当性尺度と、パーソナリティのさまざまな側面を表す（心気症的、抑うつ的など）10の尺度から構成されている。妥当性尺度とは、検査全体の妥当性とともに、被験者の受験態度や歪みなどの心理的特徴についての情報も提供する。

5．診断・アセスメント

　上記のような心理検査は、それだけで診断につながるものではない。知能検査の傾向からASDと診断しようとしたり、AQ-Jがカットオフスコアを超えたからASDであるとか、ASRS-v1.1やCAARSが高値だからADHDであるという短絡的な考えは捨てた方がよい。これらの検査は、あくまでスクリーニング検査の意味しかもっていないことを肝に銘じておく必要がある。

　例えば、かつて自閉症の知能検査（Wechsler知能検査）のプロフィール分析を用いた研究が数多く報告された。1970〜80年代の研究では、自閉症の特徴は、言語性検査では「数唱」が高く、「理解」が低い、動作性検査では「積木模様」「組合せ」が高く、「絵画配列」「符号」が低いというものであった。しかし、高機能ASDにはそのような結果は当てはまらない。今回の自験100例はほぼ高機能の人たちであったため、上記のような知能検査の傾向は見出されなかった。

　またAQ-JやASRS-v1.1もインターネットで気軽に採点が可能であるため、その結果をもって「自分は発達障害ではないか」と受診する人も多いが、健康な人たちの中にAQ-JやASRS-v1.1が高得点の人は数多く存在する。栗田ら[9]のAQ-Jのカットオフの研究によれば、カットオフを30点とした場合、陰性的中率は0.96、陽性的中率は0.50であった。すなわち、AQ-Jが30点以上の人はアスペルガー障害の可能性が50％あるという意味しかないのである。

　さて、海外で専門家がASD診断で使用するツールとしてゴールド・スタンダードと考えられているのは、ADI-R（Autism Diagnostic Interview-Revised）[11]とADOS-2（Autism Diagnostic Observation Schedule, Second edition)[10] である。ADI-Rは保護者への面接で実施され，主として過去の特性の判定を行い，所要時間は90〜120分である。ADOS-2は本人を対象とし，現在の特性の判定を行う半構造化面接であり，所要時間は60〜90分である。それぞれが相補的な関係にあるきわめて有用なツールである。どちらも最近になってようやく日本語版が出版されたが，評定者には一定の研修が必要であり，実施には相当の時間を必要とするため，日常臨床においてすべての対象に使用することは容易でない。

　発達障害の臨床に関わる人は，まずADI-RとADOS-2をきちんと研修し，ASDのアセスメントとは何かを身につけてほしいと思う。そのうえで，筆者は親や養育者面接による発達検査としてはPARS-TRを用い，本人面接においては，第7章に述べるような方法で，認知刺激を与えて対人コミュニケーションの特性を浮き彫りにしていく方法をとっている。いずれも，ADI-RとADOS-2を念頭に置きながらアセスメントを行っているのである。

　われわれのアセスメントの特徴は，認知機能検査のBACS-Jを取り入れたことである。知能が高くても，うつ症状がある程度改善しても，社会適応が困難な人がいる。そのような場合，認知機能障害が持続していることが多い。彼ら（彼女ら）に種々のリハビリテーションが行われ，生活機能が改善し，次第に社会適応が可能になっていくのと並行するように，認知機能も改善していくと考えられる。直接，認知機能に働きかける認知機能リハビリテーションも注目を集めている。これまでの研究の結果からは，認知機能障害の改善が良好な社会適応と関連するのではないかと考えている。

Ⅲ　100症例の概要

1．患者背景

　表5-1に100症例の概要（患者背景）を示した。性別は男女50例ずつと同数であった。一般にASDもADHDも有病率は男性が高いが，受診者は男女ほぼ同数であることが大人の発達障害外来の特徴である。

　平均年齢は31.2±10.6歳（年齢±標準偏差SD）であり，最低年齢は15歳，最

表5-1　100症例の概要（患者背景）

性　別	男性50例，女性50例
初診時年齢	31.2±10.6歳（15-58歳）
平均IQ	94.7±16.6（61-130）
初診時GAF	58.5±7.1
終診時GAF	67.6±8.1
精神障害の家族負因歴	ASD20例，ADHD 9 例，うつ病 6 例，統合失調症 2 例
診　断	ASD群　　　　　　19例 ADHD群　　　　　　40例 ASD＋ADHD群　　25例 その他の障害群　　16例 （内訳：算数障害 1 例，知的能力障害 4 例，気分障害 6 例，適応障害 4 例，WNL 1 例）

高年齢は58歳であった。実際にはもっと年少の児童・思春期症例も受診しているが，大人の発達障害と同じ発症パターンを表すのは高校生以上であると考え，今回の検討の対象は15歳以上（高校生以上）とした。また，さらに高齢の方も受診したが，幼少時の発達歴を詳細に聴取することができない症例は今回の対象から除外した。

　機能の全体的評定尺度（Global Assessment of Functioning Scale：GAF尺度）[3] を初診時と最終時に測定した。初診時GAFは58.5±7.1，最終時GAFは67.6±8.1であった。数字のみを見ると明らかに改善傾向を示しているが，対象により治療期間はさまざまであり，発達検査を受けて心理教育を施行した時点で終了となった事例も少なくないため，統計的な有意差検定は行わなかった。

2．精神障害の家族負因歴

　精神障害の家族負因歴は全体で37例であった。その内訳は，ASD 20例，ADHD 9 例，うつ病 6 例，統合失調症 2 例であった。ただし，精神障害の家族負因歴に関しては，正式な診断を受けているものから，本人・家族の申告によるものまでさまざまである。そのため今回は，他院で正式な診断を受けてい

るもののみを記載した。

3. 診　断

　診断はASD群が19例，ADHD群が40例，ASD＋ADHD群が25例，その他の障害群が16例（内訳は，算数障害が1例，知的能力障害群が4例，うつ病が5例，双極性障害が1例，適応障害4例，正常範囲が1例）であった。

　ASD群はASDとASD傾向に区別した。ASDと診断した症例は，DSM-5のASDの診断基準を満たし，PARS-TRのカットオフスコア（幼児期ピーク得点9点，現在得点20点）を超えている，あるいはわずかに下回る程度で，AQ-Jも30点以上を示した者で，面接内容およびPARS-TR短縮版の成人期現在症状の13項目に対する反応も含めて総合的に判断した。DSM-IV-TRでは自閉性障害あるいはアスペルガー障害に該当した症例である。ASD傾向と診断した症例は，現在DSM-5の診断基準はわずかに満たさないが，幼児期からASD症状は確実に存在していた者であり，PARS-TRはカットオフスコアに近い点数が多い。DSM-IV-TRでは特定不能の広汎性発達障害に該当した症例である。

　ADHD群はADHDとADHD傾向に区別した。ADHDと診断した症例は，現在DSM-5のADHDの診断基準を満たし，12歳以前にも不注意または多動・衝動性の症状のいくつかが存在していた者とした。すなわち，DSM-5の不注意9項目または多動・衝動性9項目の5つ以上が現在存在し，かつ12歳以前にもそれらの症状のいくつかが存在していた者であり，面接内容，発達歴，およびASRSの18項目に対する反応も含めて総合的に判断した。ADHD傾向と診断した症例は，現在DSM-5の診断基準はわずかに満たさないが，12歳以前にも不注意または多動・衝動性の症状のいくつかが存在していた者とした。

Ⅳ　各群の臨床的特徴

1. ASD群

　表5-2にASD群の概要を示した。症例数は19例，性別は男性9例，女性10例であった。平均年齢は29.7±11.1歳（16〜55歳），IQの平均は90.1±9.9，初診時

表5-2　ASD群の概要

No	性別	初診年齢	主診断	併存障害	主要な症状	受診時の経緯	初診時GAF	家族歴	最終学歴	IQ	治療	転帰	最終時GAF
1	男	30歳代	ASD		人の気持ちを理解できない。字義通りの解釈。こだわりが強い	家族に勧められて	65	なし	専門学校卒	101	心理教育のみ	不変：就労継続	65
2	男	40歳代	ASD		対人関係が困難。こだわりが強い。人の気持ちがわからない	就職後に不適応	55	なし	大学卒	91	精神療法、作業療法、集団認知行動療法	軽快：就労移行支援事業所	65
3	男	20歳代	ASD	うつ病	相互的対人関係の困難。こだわり行動。人の気持ちがわからない	不適応状態が続いて家族に勧められて	50	母がうつ病	高卒	81	精神療法、作業療法	軽快：作業療法継続	55
4	女	20歳代	ASD	うつ病	友人関係が築けない。人の心が読めない。収集癖。字義通りの解釈	不適応状態が続く。集団認知行動療法を受けたい	55	なし	高卒	92	薬物療法、精神療法	軽快：アルバイト	65
5	男	20歳代	ASD	うつ病	対人関係の困難。言葉で言えない。人の気持ちを理解できず	異動後に不適応	55	なし	高卒	91	薬物療法、精神療法	軽快：休職中	65
6	男	10歳代	ASD	双極性障害	相互的対人関係の困難。躁うつの波。集団行動の困難。忘れ物	不適応状態が続く	55	姉がADHD	高校在学中	91	薬物療法、精神療法、集団認知行動療法	改善：復学	75
7	女	40歳代	ASD	双極性障害	対人関係の困難。人の気持ちがわからない。感情調整ができない	不適応状態が続く	55	なし	高校中退	82	薬物療法、精神療法、集団認知行動療法	改善：就労継続支援B型	65
8	女	30歳代	ASD	妄想性障害	対人関係が不安定。性別違和。こだわり。被害的に受け取る	不適応状態が続く。集団認知行動療法を受けたい	60	なし	高卒	88	精神療法。集団認知行動療法	改善：就労継続支援A型	70
9	男	20歳代	ASD	強迫性障害	相互的対人関係の困難。こだわりが強い。人の気持ちがわからない	不適応状態が続く。二次障害の治療を希望	55	なし	大学院卒	78	薬物療法、精神療法	軽快：就労継続	65
10	女	30歳代	ASD	社交不安障害	相互的対人関係の困難。変化に苦手。こだわり行動	就職後に不適応。息子がASD。二次障害の治療を希望	55	息子がASD	短大卒	103	薬物療法、精神療法	改善：就労継続	65
11	女	30歳代	ASD	適応障害	相互的対人関係の困難。人の気持ちがわからない。集団が苦手	不適応状態が続く。父がASD	65	父がASD	専門学校卒	82	心理教育のみ	不変：就労継続	65

No.	性別	年代	診断	ASD傾向	症状	希望		家族歴	学歴		治療	改善	就労	
12	女	20歳代		ASD傾向	音に過敏、相互的対人関係が困難、集団行動が困難	不適応状態が続く 集団認知行動療法を受けたい	55	なし	大学中退	103	薬物療法、精神療法、作業療法、集団認知行動療法	改善	新規就労	70
13	男	10歳代	うつ病	ASD傾向	相互的対人関係が困難、気力低下、こだわり行動、集団行動が苦手		55	なし	高校在学中	76	心理教育のみ	不変	登校継続	55
14	男	20歳代	うつ病	ASD傾向	気力低下、対人関係が困難、こだわり、集団行動が苦手	不適応状態が続く 二次障害の治療を希望	55	母がASD	大学休学中	94	薬物療法、精神療法、集団認知行動療法	改善	新規就労	75
15	女	30歳代	うつ病	ASD傾向	抑うつ気分、対人関係の困難、人の気持ちがわからない、こだわり	不適応状態が続く 息子がASD	55	息子がASD	中卒	78	心理教育のみ	不変	就労継続	55
16	女	10歳代	うつ病	ASD傾向	人の気持ちが理解できない、友達がいない、相互的対人関係が困難	二次障害の治療を希望	70	父がASD	高校在学中	108	薬物療法、精神療法	軽快	通学継続	80
17	女	10歳代	うつ病	摂食障害 ASD傾向	抑うつ気分、対人関係が困難、人の気持ちがわからない、食欲低下	二次障害の治療を希望	45	母がうつ病	高校在学中	83	薬物療法、精神療法	軽快	通学継続	60
18	女	20歳代	うつ病	強迫性障害 ASD傾向	集中力低下、対人関係の困難、人の気持ちがわからない	就職後に不適応 二次障害の治療を希望	60	なし	専門学校卒	104	薬物療法、精神療法	改善	新規就労	70
19	男	50歳代	適応障害	ASD傾向	字義通りの解釈、相互的対人関係の困難、人の気持ちがわからない	就職後に不適応 家族に勧められて	55	なし	高卒	86	心理教育のみ	不変	就労継続	55

GAFは平均56.3±5.7，最終時GAFは65.3±7.2であった。

　診断はASDが11例，ASD傾向は8例で，16例は併存障害を伴っていた。併存障害としては，うつ病が9例，双極性障害が2例，妄想性障害が1例，強迫性障害が2例，社交不安障害が1例，摂食障害が1例，適応障害が2例であった。軽度であるがADHD症状をもつ症例が少なくなかった。

　初診時の主訴は，19例中18例が「自分は発達障害ではないか」「発達障害の検査を希望」であった。精神症状の主訴としては，「うつ症状」あるいは「躁・うつ症状」が9例，「コミュニケーション障害」が4例，「被害念慮」「強迫観念」「社交不安」「引きこもり」「感覚過敏」「社会性の欠如」がそれぞれ1例であった。

　受診に至った経緯としては（重複あり），「不適応状態が続くため」が11例，「二次障害の治療を希望」が7例，「就職後・転職後・異動後に不適応となった」が5例，「家族がASDの診断を受けた」が3例，「集団認知行動療法を受けたい」が3例，「家族に勧められて」が3例であった。

　治療は（重複あり），心理教育のみが5例，薬物療法が12例，支持的精神療法が14例，集団認知行動療法が6例，作業療法・デイケアが2例であった。

　転帰は改善が7例（就労継続1例，新規就労3例，就労継続支援A型1例，B型1例，復学1例），軽快が7例（通学継続が2例，就労継続，就労移行支援事業所，アルバイト継続，作業療法継続，休職中が1例ずつ），不変が5例（すべて心理教育のみ）であった。

2．ADHD群

　表5-3にADHD群の概要を示した。症例数は40例，性別は男女ともに20例と同数であった。平均年齢は30.6±9.8歳（16～58歳），IQの平均は97.1±16.6，初診時GAFは平均59.9±6.5，最終時GAFは68.9±8.8であった。

　診断はADHDが31例，ADHD傾向は9例であり，25例は併存障害を伴っていた。併存障害としては，うつ病が11例，双極性障害が3例，睡眠障害（日中の過眠）が6例，適応障害が4例，知的能力障害が2例であった。軽度ではあるがASD症状をもつ症例が少なくなかった。

初診時の主訴は（重複あり），40例中33例が「自分は発達障害ではないか」「ADHDではないか」であった。精神症状の主訴としては，「不注意症状」が28例，「落ち着きがない」が2例，「衝動的行動」が2例，「日中の過眠」が6例，「うつ症状」が14例であった。

　受診に至った経緯としては（重複あり），「不適応状態が続くため」が24例，「就職後・転職後・異動後に不適応となった」が21例，「二次障害の治療を希望」が10例，「家族がADHDと診断された」が5例，「集団認知行動療法を受けたい」が5例，「家族に勧められて」が2例であった。

　治療は（重複あり），心理教育のみが12例，薬物療法が26例，支持的精神療法が28例，集団認知行動療法が7例，作業療法・デイケアが4例であった。

　転帰は改善が19例（就労継続6例，新規就労3例，就労継続支援A型2例，B型1例，復職2例，復学1例，登校継続2例，主夫1例，作業療法1例），軽快が5例（就労継続4例，作業療法継続1例），不変が15例（心理教育のみが12例，就労継続2例，無職1例）であった。

3．ASD＋ADHD群

　表5-4にASD＋ADHD群の概要を示した。症例数は25例，性別は男性15例，女性10例であった。平均年齢は29.5±11.0歳（15〜52歳），IQの平均は94.7±17.7，初診時GAFは平均55.4±5.8，最終時GAFは65.6±7.7であった。

　診断はASD＋ADHDが10例，ASD＋ADHD傾向が7例，ADHD＋ASD傾向が6例，ASD傾向＋ADHD傾向が2例であった。併存障害は16例が伴っており，うつ病が9例，双極性障害が1例，知的能力障害が3例，強迫性障害が2例，社交不安障害が1例であった。

　受診時の主訴は（重複あり），25例中21例が「自分は発達障害ではないか」「発達障害の検査希望」であった。「コミュニケーション障害」が11例，「不注意症状」が7例，「うつ症状」が5例，「強迫観念」が1例，「日中の過眠」が1例であった。

　受診に至った経緯としては（重複あり），「不適応状態が続くため」が20例，「就職後・転職後・異動後に不適応となった」が9例，「二次障害の治療を希

表5-3　ADHD群の概要

No	性別	初診年齢	主診断	併存障害	主要な症状	受診の経緯	初診時GAF	家族歴	最終学歴	IQ	治療	転帰	最終時GAF
20	男	10歳代	ADHD		注意散漫。忘れ物が多い、仕事を覚えられない	就職後に不適応	55	なし	高卒	91	薬物療法、精神療法	改善：就学継続	65
21	女	20歳代	ADHD		忘れ物。時間・締切が守れない、提出物を出さない	大学入学後バイト始めて不適応	65	なし	大学在学中	106	心理教育のみ	不変：就学継続	65
22	女	20歳代	ADHD		落ち着きがない、不注意。忘れ物が多い、マルチタスクが苦手	不適応状態が続く	65	父がASD	高卒	81	心理教育のみ	不変：就労継続	65
50	男	20歳代	ADHD		不注意なミス、忘れ物。時間の管理が困難、順序立てが困難	大学卒業後、就職後不適応以後不適応が続いている	65	なし	大学卒	72	薬物療法、精神療法	改善：就労	70
23	男	20歳代	ADHD		注意散漫。他人に関心がない、対人関係が困難	就職後に不適応	65	なし	大学卒	103	心理教育のみ	不変：就学継続	65
24	男	20歳代	ADHD		忘れ物が多い、マルチタスクが苦手。段取りができない	就職後に不適応状態が続く	65	なし	高卒	99	心理教育のみ	不変：就労継続	65
25	女	20歳代	ADHD		不注意なミス、提出物を出さない、遅刻。抑うつ気分。気力低下	卒業後、資格試験に合格しない	65	なし	大学院卒	125	薬物療法、精神療法	改善：就労	75
26	女	20歳代	ADHD		片づけられない、集中できない、過集中、遅刻する。不注意なミス	就職後に不適応不適応状態が続く	65	なし	大学卒	99	心理教育のみ	不変：就学継続	65
27	男	20歳代	ADHD		計画性なし、約束守れない、対人関係困難。こだわり	就職後に不適応状態が続く	55	妹がADHD	大学卒	82	薬物療法、集団認知	改善：就労	75
28	男	30歳代	ADHD		忘れ物が多い、金銭管理が困難。不注意なミスが多い	高卒後、不適応状態が続く	55	母がうつ病	高卒	98	薬物療法、精神療法	改善：就労継続支援A型	65
29	女	30歳代	ADHD		忘れ物が多い、物をなくす。突発的な行動が多い、集中力がない	就職後に不適応不適応状態が続く	60	なし	専門学校卒	96	薬物療法、精神療法	改善：就労継続	85

番号	性別	年齢	診断	併存症	主訴・経過	指数	家族歴	学歴	指数	治療	転帰	指数
30	男	40歳代	ADHD		不注意なミス、借金を繰り返す、時間を守れない。就職後に不適応状態が続く。家族に勧められて受診	55	母がうつ病	大学卒	77	心理教育のみ	不変：就労継続	55
31	女	40歳代	ADHD		不注意なミス、集中困難、約束が守れない、落ち着きがない。就職後に不適応、不適応状態が続く	65	息子がADHD	大学卒	103	薬物療法、精神療法	改善：就労継続	75
32	男	20歳代	ADHD	うつ病	整理整頓ができない、忘れ物、提出物が出せない、人の気持ちがわからない。高校時代に不適応、うつ病を発症。その後も不適応状態	50	なし	高校在学中	125	薬物療法、集団認知行動療法	改善：就労継続支援B型	60
33	女	20歳代	ADHD	うつ病	メモができない、集中力がない、片付けができない。大学時代に不適応を呈し退学。その後も不適応状態	55	なし	大学中退	101	薬物療法、集団精神療法	軽快：就労	75
35	女	20歳代	ADHD	うつ病	不注意なミスが多い、約束を守れない、遅刻する。就職後に不適応、うつ病発症	65	なし	大学卒	109	薬物療法、精神療法	軽快：就労継続	75
36	女	20歳代	ADHD	うつ病	忘れ物が多い、マルチタスクが苦手、不注意なミスが多い。専門学校で不適応、その後も不適応状態	55	兄が統合失調症	専門学校卒	89	薬物療法、精神療法	不変：就労継続	55
37	男	30歳代	ADHD	うつ病	集中力がない、仕事が理解できない、気力がない。会社での部署異動後に不適応、うつ病が続く	65	兄がADHD	大学卒	126	心理教育のみ	不変：就労継続	65
38	男	40歳代	ADHD	うつ病	落ち着きがない、順序立てが困難、対人関係の困難。就職後不適応、うつ病発症し不適応状態が続く	55	息子がADHD	大学卒	110	薬物療法、精神療法、集団認知行動療法	改善：主夫	60
39	女	40歳代	ADHD	うつ病	集中力がない、忘れ物が多い、ミスが目立つ、名前を覚えられない。不適応状態が続く、息子がADHDのため	55	息子がADHD	高卒	77	薬物療法、作業療法、集団認知行動療法	軽快：作業療法継続	70
40	女	40歳代	ADHD	うつ病	気力低下、仕事のミス、話を聞いていないように見える。部署異動後、不適応	70	なし	専門学校中退	96	精神療法	軽快：就労継続	75
41	男	30歳代	ADHD	双極性障害	気力を貫える、仕事のミス、不注意、対人関係が困難。異動後に不適応、双極性障害発症し不適応。息子がADHD	50	息子がADHD	大学卒	76	薬物療法、集団認知行動療法	改善：復職	80

表5-3　ADHD群の概要（つづき）

No	性別	初診年齢	主診断	併存障害	主要な症状	受診の経緯	初診時GAF	家族歴	最終学歴	IQ	治療	転帰	最終時GAF
42	男	10歳代	ADHD	睡眠障害	日中の過眠、順序立てるのが困難、不注意によるミス、集中困難	高1。15歳より睡眠障害を発症し、不適応、二次障害の治療	55	なし	高校在学中	104	薬物療法、精神療法	改善：登校継続	65
43	女	20歳代	ADHD	睡眠障害	日中の過眠、忘れ物、提出物を出せない、集中力がない	中学生14歳から睡眠障害発症し、不適応続く、二次障害の治療	55	なし	専門学校卒	92	薬物療法、精神療法	改善：就労継続中	85
44	女	20歳代	ADHD	睡眠障害	日中の過眠、忘れ物、提出物を出せない、マルチタスクが苦手	高校生。15歳から睡眠障害、以後不適応続く、二次障害の治療	60	弟がASD	大学院在学	120	薬物療法、精神療法	改善：通学継続中	90
45	女	30歳代	ADHD	睡眠障害	日中の過眠、不注意、順序立てることが困難、注意集中困難	高2。16歳から睡眠障害、高卒後に二次障害の治療	55	なし	高卒	71	薬物療法、精神療法、作業療法	改善：就労継続支援A型	70
46	男	40歳代	ADHD	睡眠障害	日中の順序立てる、不注意によるミス、集中困難	中学生14歳より睡眠障害、就職後不適応続く、二次障害の治療	65	なし	専門学校卒	81	薬物療法、精神療法	改善：復職	75
34	男	20歳代	ADHD	睡眠障害 うつ病	日中の過眠、抑うつ気分、倦怠感、不注意によるミス	就職後に不適応、うつ病を発症し、不適応続く	65	なし	高卒	81	薬物療法、精神療法	改善：就労継続	65
47	男	30歳代	ADHD	適応障害	不注意なミス、整理整頓ができない、順序立てるのが困難	転勤後不適応出現、以後続いている	65	なし	大学卒	106	心理教育のみ	不変：就労継続	65
48	男	30歳代	ADHD	適応障害	マルチタスクが苦手、提出物を出せない、不注意、ミスが多い	転勤後不適応が出現、以後不適応が続いている	65	なし	大学卒	120	心理教育のみ	不変：就労継続	65
49	女	30歳代	ADHD	知的能力障害	仕事を覚えられない、忘れ物、計画性がない、情緒調整が困難	専門学校で不適応、以後不適応が続いている	51	なし	専門学校中退	69	薬物療法、精神療法、デイケア	不変：無職	51

番号	性別	年齢	診断		症状	経過		家族歴	学歴		治療	転帰	
51	男	20歳代	ADHD傾向	ADHD傾向	提出物を出さない。忘れ物が多い、集中できない、後回しにする		80	なし	大学院卒	124	心理教育のみ	不変：就労継続	80
52	男	40歳代	ADHD傾向	ADHD傾向	不注意なミス、忘れ物、事故が多い、マルチタスクが苦手	就職後、不適応。転勤後もとくに不適応強まる	65	なし	大学卒	109	心理教育のみ	不変：就労継続	65
53	女	10歳代	うつ病	ADHD傾向	不登校、不安、気力低下。不注意なミス。注意・集中困難	高校2年で不適応。うつ病。二次障害の治療	55	なし	高校在学中	102	薬物療法、精神療法	改善：復学	75
54	男	50歳代	うつ病	ADHD傾向	不眠、気力低下、ミスが多い、物をなくす、落ち着きがない	就職後不適応、続く。うつ病発症。二次障害の治療	55	なし	専門学校卒	94	薬物療法、精神療法	改善：就労継続	80
55	女	20歳代	双極性障害	ADHD傾向	躁うつを繰り返す。不注意なミスが多い、順序立てるのが困難	高校2年で不適応。双極性障害発症。二次障害の治療	55	なし	高卒	96	薬物療法、精神療法	不変	55
56	女	20歳代	双極性障害	ADHD傾向	抑うつ気分、気力低下。相互的対人関係の困難。不注意	大学院時代に不適応出現。双極性障害の治療	50	なし	大学院中退	95	薬物療法、精神療法、集団認知行動療法	改善：外来作業	65
57	女	20歳代	適応障害	ADHD傾向	不注意なミス、マルチタスク苦手。相互的対人関係の困難	就職後不適応出現、以後不適応が続く	55	なし	大学卒	116	心理教育、精神療法	軽快：就職	65
58	男	30歳代	適応障害	ADHD傾向	不注意なミス、順序立てられない、雑談が苦手、人の気持ちがわからない	高卒後不適応を呈した。転職後不適応が出現	65	なし	大学卒	102	薬物療法、精神療法	不変：就労継続	65
59	女	40歳代	知的能力障害	ADHD傾向	落ち着きがない、集中力がない。不注意なミスが多い	高校2年17歳で不適応。その後も不適応が続く 娘がADHD	60	娘がADHD	高校中退	61	心理教育のみ	不変：無職	60

表5-4　ASD+ADHD群の概要

No	性別	初診年齢	主診断	併存障害	主要な症状	受診の経緯	初診時GAF	家族歴	最終学歴	IQ	治療	転帰	最終時GAF
60	女	10歳代	ASD, ADHD		相互的対人関係が困難. 変化に混乱. 集中できない. 時間守れない	高校時代から不適応が続く. 集団認知行動療法を受けたい	55	なし	高校在学中	103	精神療法. 知行動療法. 集団認	改善：登校継続	65
61	男	20歳代	ASD, ADHD		対人関係が困難. こだわり. 不注意なミス. 落ち着きなし	就職後に不適応	65	なし	専門学校卒	88	精神療法	軽快：就労継続	75
62	男	30歳代	ASD, ADHD		スケジュール管理困難. 不注意なミス. 相手の気持ちがわからない	就職後不適応が続く. 家族に勧められて	65	なし	専門学校卒	82	薬物療法. 精神療法	軽快：就労継続	75
63	女	40歳代	ASD, ADHD		相互的対人関係の困難. 片付けが苦手. 電話対応ができない	就職後不適応が続く	55	なし	大学卒	93	心理教育のみ	不変：就労継続	55
64	男	20歳代	ASD, ADHD	うつ病	日中の過眠. 集中困難. 落ち着きがない. 人の気持ちがわからない	専門学校時代から不適応. 家族から勧められて	55	なし	専門学校中退	85	薬物療法. 精神療法. 知行動療法. デイケア	改善：デイケア継続	70
65	男	30歳代	ASD, ADHD	うつ病 強迫性障害	友達がいない. 相互的対人関係が困難. 不注意なミス. 音に過敏	大学入学より不適応が続く. 集団認知行動療法を希望	60	弟がASD	大学中退	101	薬物療法. 集団認知行動療法. 精神療法	軽快：就労支援B型	70
66	男	20歳代	ASD, ADHD	強迫性障害	強迫観念. 相互的対人関係の困難. こだわり行動. 不注意なミス	大学入学より不適応が続く. 強迫性障害の治療を希望	55	なし	大学中退	114	薬物療法. 集団認知行動療法	改善：就労移行支援事業所	65
67	男	10歳代	ASD, ADHD	適応障害	相互的対人関係の困難. 不注意なミス. 感情不安定	高校時代より不適応が続く. 知認知行動療法を希望して	50	父がASD	高校在学中	81	薬物療法. 集団認知行動療法. デイケア	改善：デイケア通所	65
68	女	10歳代	ASD, ADHD	知的能力障害	相互的対人関係が困難. こだわり. 人の気持ちがわからない	高卒後不適応が出現. 家族から勧められて	55	父がASD	高卒	70	精神療法	不変：就労支援B型	55
69	女	20歳代	ASD, ADHD	知的能力障害	相互的対人関係の困難. 音に過敏. 作業を順序立てられない	中学卒業後不適応が続く	45	父がASD	中学卒	76	薬物療法	不変：引きこもり	45

No.	性別	年代	診断		症状	来院理由		家族歴	学歴		治療	転帰	
70	男	20歳代	ASD	ADHD傾向	仕事を覚えられない、相互的対人関係が困難、浪費傾向、忘れ物	転職後、不適応が続く。集団認知行動療法を希望して	55	なし	高卒	94	精神療法、集団認知行動療法	軽快：就労継続支援A型	70
71	女	30歳代	ASD	ADHD傾向	相互的対人関係が困難、人の気持ちがわからない、不注意なミス	高卒後不適応が続く。周囲から勧められて	55	母がうつ病	高卒	79	心理教育療法のみ	不変：主婦	55
72	男	50歳代	ASD	ADHD傾向	対人関係の困難、こだわり、人の気持ちがわからない、多動	就労後、不適応。就職後認知行動療法をして	50	妹が統合失調症	専門学校卒	76	精神療法、集団認知行動療法、作業療法	改善：就労継続支援B型	70
73	女	10歳代	ASD	うつ病 ADHD傾向	抑うつ気分、自殺念慮、人の気持ちがわからない、集団行動が困難	専門学校入学後不適応、うつ病の治療、作業療法を希望	45	母がうつ病	高卒	109	薬物療法、集団認知行動療法、集団療法	改善：就労継続支援B型	55
74	女	20歳代	ASD	うつ病 ADHD傾向	抑うつ気分、相互的対人関係の困難、遅刻、忘れ物が多い	専門学校入学後不適応、うつ病の治療、集団認知行動療法を希望	55	なし	専門学校在学	124	薬物療法、集団認知行動療法	改善：復学	65
75	男	20歳代	ASD	うつ病 ADHD傾向	対人関係の困難、こだわり、人の気持ちがわからない、不注意なミス	就職後不適応状態、うつ病の治療、薬物療法を希望	55	なし	大学卒	130	薬物療法、集団認知行動療法	改善：就労継続支援A型	70
76	女	20歳代	ASD	社交不安症 ADHD傾向	人と話せない、集団行動ができない、音や光に過敏、不注意なミス	大学入学後不適応、社会不安の治療	65	なし	大学休学中	94	薬物療法、精神療法	軽快：就労	70
77	女	30歳代	ADHD	ASD傾向	仕事が覚えられない、マルチタスクが苦手、友人がいない	大学卒業後不適応状態	65	母がASD	大学卒	92	薬物療法、精神療法	軽快：就労継続	75
78	男	40歳代	ADHD	ASD傾向	順序立ててできない、約束を忘れる、人の気持ちがわからない	高卒後不適応が続く。約婚約者に動められて	60	なし	高卒	92	薬物療法、精神療法	軽快：就労継続	65
79	男	40歳代	ADHD	うつ病 ASD傾向	相互的対人関係の困難、こだわりが強い、提出物を出せない	大卒就職後不適応。うつ病、パートナーに動められて	55	母がASD	大学卒	107	薬物療法、精神療法	軽快：就労継続支援B型	65
80	男	40歳代	ADHD	うつ病 ASD傾向	忘れ物が多い、期限を守れない、仕事を覚えられない、ミスが多い	転職後不適応。うつ病の治療、家族に動められて	55	なし	高卒	116	薬物療法、精神療法	改善：就労移行支援事業所	70

表5-4 ASD+ADHD群の概要（つづき）

No	性別	初診年齢	主診断	併存障害	主要な症状	受診時の経緯	初診時GAF	家族歴	最終学歴	IQ	治療	転帰	最終時GAF
81	男	20歳代	ADHD	双極性障害ASD傾向	気分の波、対人関係が苦手、こだわり行動、不注意、計画性がない	高校時代から不適応。うつ病の治療、集団認知行動療法を希望	55	母がASD	高校中退	93	薬物療法、精神療法、集団認知行動療法、デイケア	改善：デイケア通所	65
82	男	50歳代	ADHD	知的能力障害ASD傾向	こだわり行動、人の気持ちが分からない、不注意なミスが多い	高卒後、不適応状態が続く、集団認知行動療法を希望	45	父がASD	高卒	69	薬物療法、精神療法、作業療法	軽快：作業療法継続	55
83	男	20歳代	うつ病	ASD傾向ADHD傾向	やる気が出ない、引きこもりがち、こだわり行動、不注意なミス	大学入学後不適応、うつ病の治療、集団認知行動療法を希望	55	妹がASD	大学中退	126	薬物療法、精神療法、集団認知行動療法	軽快：専門学校入学	75
84	女	20歳代	うつ病	ASD傾向ADHD傾向	気力低下、集中力がない、こだわり行動、音に過敏、時間が守れない	高校時代に不適応、うつ病の治療を希望	55	母がASD	高校中退	73	薬物療法、精神療法	軽快：就労継続支援B型	60

望」が10例，「集団認知行動療法を受けたい」が11例，「家族に勧められて」が7例であった。

治療は（重複あり），心理教育のみが2例，薬物療法が20例，支持的精神療法が23例，集団認知行動療法が11例，作業療法・デイケアが6例であった。

転帰は改善が10例（就労支援事業所2例，就労継続支援A型1例，B型2例，復学1例，登校継続1例，デイケア3例），軽快が11例（就労継続5例，就労継続支援A型1例，B型3例，復学1例，作業療法継続1例），不変が4例（心理教育のみが2例，就労継続支援B型1例，無職1例）であった。

4．その他の障害群

表5-5にその他の障害群の概要を示した。症例数は16例，性別は男性6例，女性10例であった。平均年齢は37.0±10.0歳（19-51歳），IQの平均は94.4±20.3，初診時GAFは平均62.2±9.1，最終時GAFは69.4±8.1であった。

診断は，発達障害としては，純粋な算数障害が1例，知的能力障害が4例であった。発達障害以外の診断としては，うつ病が6例，双極性障害が1例，適応障害が6例，正常範囲内（WNL）が1例であった。

受診時の主訴は（重複あり），16例中全例が「自分は発達障害ではないか」「発達障害の検査希望」であった。「コミュニケーション障害」が6例，「不注意症状」が8例，「うつ症状」が5例，「計算ができない」が2例であった。

受診に至った経緯としては（重複あり），「不適応状態が続くため」が6例，「就職後・転職後・異動後に不適応となった」が9例，「二次障害の治療を希望」が6例，「家族，上司，教師に勧められて」が7例，「家族がASDと診断されたため」が1例であった。

治療は（重複あり），心理教育のみが8例，薬物療法が5例，支持的精神療法が8例，集団認知行動療法が2例であった。

転帰は改善が8例（就労継続5例，復職1例，新規就労1例，主婦業継続1例），不変が8例（全例が心理教育のみ，就労継続6例，通学継続1例，無職1例）であった。

表5-5　その他の障害群の概要

No	性別	初診年齢	主診断	併存障害	主要な症状	受診の経緯	初診時GAF	家族歴	最終学歴	IQ	治療	転帰	最終時GAF
85	女	10歳代	算数障害		計算ができない。数の概念がない。時間管理ができない	学校から勧められた	65	なし	専門学校在学中	75	心理教育のみ	不変：通学継続	65
86	女	20歳代	知的能力障害		相互的対人関係の困難。不注意なミスが多い。段取りが悪い	学生時代から不適応。職場の上司に勧められた	70	なし	大学卒	67	心理教育のみ	不変：就労継続	70
87	女	20歳代	うつ病	知的能力障害	気力低下。集中力低下。忘れ物が多い。不注意なミスが多い	学生時代から不適応。うつ病の治療希望	55	弟がADHD	高卒	68	薬物療法、精神療法	改善：主婦業継続	65
88	女	40歳代	適応障害	知的能力障害	仕事が覚えられない。段取りが悪い。不注意なミスが多い	学生時代より不適応。就職後上司に勧められた	60	なし	短大卒業	66	心理教育のみ	不変：就労継続	60
89	女	50歳代	適応障害	知的能力障害	人の話が頭に入らない。名前を忘れてしまう。不注意なミスが多い	学生時代より不適応が続く	55	なし	高校中退	73	心理教育のみ	不変：無職	55
90	男	30歳代	うつ病		抑うつ気分。人の気持ちを理解できない。こだわり行動。不注意	学生時代から不適応。うつ病の治療	50	父がASD	大学卒	98	薬物療法、精神療法	改善：就労継続	75
91	男	30歳代	うつ病		集中力低下。忘れ物。仕事を覚えられない。不注意なミス	転職後不適応。うつ病の治療	55	なし	専門学校卒	95	精神療法	改善：新規就労	75
92	男	30歳代	うつ病		集中力低下。気力不足。提出物を出さない。不注意なミス	転職後不適応。うつ病の治療	65	なし	大学院卒	112	薬物療法、精神療法	改善：就労継続	70
93	女	40歳代	うつ病		抑うつ気分。集中力がない。自殺念慮。約束を守れない。衝動性	就職後不適応。うつ病の治療	50	なし	大学卒	87	薬物療法、精神療法、集団認知行動療法	改善：復職	75
94	女	50歳代	うつ病		相互的対人関係の困難。こだわり行動。人の気持ちが分からない	転職後不適応	80	なし	大学院卒	115	心理教育のみ	不変：就労継続	80
95	女	40歳代	双極性障害		抑うつ気分。集中力低下。算数障害。不注意。衝動性	就職後不適応が続いている。双極性障害の治療	65	なし	大学卒	112	薬物療法、精神療法	改善：就労継続	65

96	女	20歳代	適応障害	相互的対人関係の困難。予定の変更に混乱。感情調整が困難。過敏	就職後不適応。家族のすすめ	70	弟がASD	大学卒	114	心理教育のみ	不変：就労継続	70
97	男	30歳代	適応障害	同じミスを繰り返す。仕事を覚えられない。忘れ物が多い	配置転換後不適応。上司の勧め	55	なし	専門学校卒	84	心理教育のみ	不変：就労継続	55
98	男	30歳代	適応障害	人の気持ちが理解できない。冗談がわからない。こだわり行動	結婚後家庭内で不適応。家族に勧められた	70	なし	大学卒	124	精神療法	改善：就労継続	80
99	女	40歳代	適応障害	不注意なミスが多い。課題を仕上げられない。集中力低下	就職後不適応。上司の勧め	55	なし	大学卒	118	精神療法、集団認知行動療法	改善：就労継続	80
100	男	30歳代	WNL	相互的対人関係の困難。人の気持ちがわからない。字義通りに理解	娘がASDと診断されたため	75	娘がASD	専門学校卒	102	心理教育のみ	不変：就労継続	75

Ⅴ　まとめ

（1）「大人の発達障害外来」の受診者100例の概要は，男女50例ずつの同数で，平均年齢は31.2±10.6歳（15〜58歳），平均IQは94.7±16.6（61〜130）であった。

（2）診断はASD群が19例，ADHD群が40例，ASD＋ADHD群が25例，その他の障害が16例であった。診断基準を満たす症例は，ASD17例，ADHD36例，ASD＋ADHD10例と全体の63％であった。診断基準は満たさない閾値下のASD症状およびADHD症状を併せもつ症例が少なくなかった。

（3）併存障害については，ASD群，ADHD群，ASD＋ADHD群の84例の中で，うつ病が29例，双極性障害が6例，適応障害6例，睡眠障害6例，知的能力障害5例，強迫性障害4例，社交不安症2例，摂食障害1例であった。適応障害の6例もうつ状態を呈しているが診断基準を満たさない症例であった。

（4）精神障害の家族負因歴は，ASD20例，ADHD9例，うつ病6例，統合失調症2例であった。

（5）初診時の主訴は，「自分は発達障害ではないか」「発達障害の検査を希望」が全体の88例を占めた。精神症状の主訴としては（重複あり），「うつ症状，躁症状」が33例，「不注意症状」が43例，「コミュニケーション障害」が21例，「睡眠障害（日中の眠気）」が7例，「落ち着きのなさ」が2例，「衝動的行動」が2例，「計算障害」が2例，「被害念慮」「強迫観念」「社交不安」「引きこもり」「感覚過敏」「社会性の欠如」が1例ずつであった。

（6）受診に至った経緯としては（重複あり），「不適応が続く」が61例，「就職後，転職後，異動後に不適応となった」が44例，「二次障害の治療を希望」が33例，「家族，上司，教師に勧められて」が19例，「集団認知行動療法を受けたい」が19例，「家族が発達障害の診断を受けたから」が9例であった。

（7）治療は（重複あり），「心理教育のみ」が27例，「薬物療法」が63例，「支持的精神療法」が73例，「集団認知行動療法」26例，「作業療法・デイケア」が12例であった。

（8）転帰は，改善が44例（就労継続14例，新規就労7例，復職3例，就労継

続支援A型4例，B型4例，就労移行支援2例，復学2例，登校継続3例，作業療法継続1例，デイケア継続2例，主婦1例，主夫1例），軽快が23例（就労継続10例，就労継続支援A型1例，B型3例，就労移行支援1例，復学1例，登校継続2例，アルバイト継続1例，作業療法継続3例，休職中1例），不変32例（心理教育のみ27例，就労継続2例，就労継続支援B型1例，無職2例）であった。

文　献

1 ）安達潤・行廣隆次・井上雅彦，他（2006）日本自閉症協会広汎性発達障害評価尺度（PARS）・児童期尺度の信頼性と妥当性の検討．臨床精神医学，35(11): 1591-1599.

2 ）Adler LA, Kessler RC, Spencer T（2003）*Adult ADHD Self-Report Scale-v1.1 (ASRS-v1.1) Symptom Checklist*. New York, World Health Organization.［武田俊信訳：成人期のADHD自己記入式スクリーニングASRS-v1.1, WHO統合国際診断面接］

3 ）American Psychiatric Association（2000）*Diagnostic and Statistical Manual of Mental Disorders, Fourth edition, Text revision (DSM-IV-TR)*. American Psychiatric Association.

4 ）青木省三（2014）精神科治療の進め方．日本評論社．

5 ）Conners CK, Erhardt D, Sparrow E（1999）*CAARS. Adult ADHD Rating Scales. Technical Manual*. Multi-Health Systems.

6 ）傳田健三（2019）「大人の発達障害外来」をめぐって—どんな人が訪れるか，どのような対応が必要か．北海道大学医学部精神医学教室同門会誌 45: 102-106.

7 ）兼田康宏・住吉太幹・中込和幸，他（2008）統合失調症認知機能簡易評価尺度日本語版（BACS-J）．精神医学，50(9): 913-917.

8 ）栗田広・長田洋和・小山智典，他（2003）自閉性スペクトル指数日本語版（AQ-J）の信頼性と妥当性．臨床精神医学，32(10): 1235-1240.

9 ）栗田広・長田洋和・小山智典，他（2004）自閉性スペクトル指数日本語版（AQ-J）のアスペルガー障害に対するカットオフ．臨床精神医学，33(2): 209-214.

10）Lord C, Rutter M, DiLavore PC, et al（2012）*Autism Diagnostic Observation Schedule-Second Edition*. Western Psychological Services.

11）Rutter M, Le Couteur A, Lord C（2003）*Autism Diagnostic Interview-Revised*. Western Psychological Services.

12）Wechsler D（1981）The Psychometric Tradition-Developing the Wechsler Adult Intelligence Scale. *Contemp Educ Psychol*, 6: 82-85.

さまざまな「発達障害」の表れ方
──診察室のケースから──

◆◆◆

　「大人の発達障害」はどんな形で表れるのだろうか。ここでは臨床の実際を理解していただくために，症例を提示してなるべく具体的に説明したい。なお，記載する症例に対しては書面と口頭で同意を得た。ただし，症例の記述に際しては，個人情報保護のため一部改変を加え，匿名性に十分配慮した。

I　ASDおよびADHDの表れ方

　ASDおよびADHDの表れ方は十人十色である。一目で発達障害をもつとわかる人もいれば，外見上ではまったくわからないばかりか，詳しい面接を行う中でようやく，人の心を理解するために多大な努力をしていることが明らかになる人もいる。主訴がさまざまな精神症状であることも多い。以下に紹介する。

1．就職後に不適応を呈し，引きこもっていたASDの男性
【症例C】初診時35歳，男性，無職
【主　訴】就職直後に不適応を呈し，現在は家に引きこもっている
【診　断】自閉スペクトラム症，うつ病
発達歴：周産期異常はなく，39週で出生。定頸3カ月，お座り6カ月，始歩12カ月と初期運動発達は正常。始語は1歳6カ月とやや遅いが，その後急速に言葉が増えた。むしろ漢字を覚えたり，英語の歌詞を覚えて歌ったりしていた

が，相互的なやり取りは困難であった。幼稚園では集団行動に入る時に不安を訴えることが多く，保育者の介助が必要であった。音に過敏で，耳に両手を当ててうずくまることがしばしば見られた。友達の気持ちがわからずに，傷つけるようなことを言ってしまうことがあった。幼稚園の予定が変更になると，行動が止まって次の行動に移れないことが目立った。また，人のいない廊下に出ることを極端に嫌がった。

生育歴：小学校入学後も友達ができず，勉強には興味がなく，成績も下位であった。特定のクラスメイトからいじめを受けたが，休まず登校した。中学校では部活には入らなかったため，友達はできなかった。塾に通うようになり，成績は少しずつ向上していった。なるべく人と関わらないようにしたため，いじめを受けることはなかった。高校進学後は，家庭教師がついたことがプラスに働いた。家庭教師を兄のように慕い，学習意欲が出て，成績は飛躍的に伸びた。

東京の大学に入学し，一人暮らしを始めた。サークルには入らず，アルバイトをいくつか試みたが，短期間しか続かなかった。いずれも対人関係が構築できず，要領も悪いため，皆から非難されているような気がして辞めたのだという。就職活動を熱心に行ったが，面接が苦手で，思うように自分を表現することができなかった。ようやく卒業間際に，食品関係の会社に就職することが決まった。

現病歴：食品関係の会社に就職後，経理の部署に配属された。仕事が覚えられず，わからないことを同僚・先輩に聞くことができず，上司への報告も臨機応変にすることができなかった。多くの仕事を与えられていたわけではなかったが，ひとりで遅くまで残業せざるを得なかった。6カ月間自分なりに努力したが，ここでも同僚に非難されている気がして自己都合退職し，実家に帰ってきた。

その後，いくつかのアルバイトを試みるが長続きしなかった。最も長く続いたのが，運送業（引っ越し業）の助手であり，1年間続いたが腰痛が出現し退職した。以後は家に引きこもるようになり，昼夜逆転の生活をするようになった。両親が話しかけると，イライラして物に当たるようになった。両親が精神

保健福祉センターに相談したところ，当院を紹介された。本人も自分で調べた結果，「自分は発達障害ではないか」と考えていたため，納得したうえで受診となった。

　初診時面接：視線を合わせることがないが，質問には淡々と答えた。最も困っていることは，対人関係が築けないことだと述べる。コミュニケーション能力が向上するようなデイケアや集団認知行動療法を自ら希望した。ASDの診断基準は満たし，発達歴および面接内容からもASDと診断した。ADHD症状もいくつか該当したが，診断基準を満たすほどではなかった。また，気力低下，抑うつ気分，イライラ感，興味減退，睡眠障害，食欲障害などの軽度のうつ病も存在した。

　心理検査結果：心理検査においては，WAIS-IVでは全IQ91であり，群指数は言語理解108，知覚推理95，ワーキングメモリ82，処理速度79であった。言語理解は高いが，ワーキングメモリ，処理速度が低い結果であった。知識はあり，物事を言語的に理解し整理することは得意だが，必要な情報を保持しながら同時に思考したり，動作を伴う素早い処理は不得手である可能性が考えられた。

　認知機能検査のBACS-Jでは，言語性記憶，ワーキングメモリ，運動機能，実行機能は軽度低下，言語流暢性と注意機能が中等度低下という結果であった。言葉で表現することが苦手で，視覚的情報を素早く判断や動作につなげることに困難さがあることが示された。

　AQ-Jは36点と自らの自閉症状に気づき，悩んでいることが推察された。PARS-TRで母親から発達歴を聞くと，幼児期ピーク得点20点，現在（思春期・成人期）ピーク得点32点と，幼児期から現在に至るまで中核的な自閉症状が存在することが明らかになった。ASRSはパートAは2／6項目，パートBは6／12項目，CAARSはT得点が全体に50点以下であり，自己概念の問題のみが高かった。ADHD傾向はなく，自分自身に自信がない状態と考えられた。

　以上の診断（ASD傾向が強いこと）と心理検査の結果を詳しく伝え，まずは日常生活のリズムを整えるために，週2回デイケアに通い，うつ状態には薬物療法を行うことで了解を得た。

発達障害と付き合って生活する：週2回のデイケアには自然に適応した。薬物療法は，当初処方したSSRIは副作用のため中止し，アリピプラゾール3mgが有効であった。睡眠が十分とれるようになり，イライラ感や抑うつ気分は改善し，意欲が出て，好きなことを楽しむことが可能になった。周囲から非難されているような漠然とした不安も消失した。初診後3カ月後から，集団認知行動療法（こころのスキルアップトレーニング）に参加し，1回も休まず終えることができた。

　集団の中で自分の意見を伝えたり，話し合いができたことは，Cにとって大きな自信となった印象であった。その後，自ら希望して精神障害者手帳を取得し，就労継続支援A型事業所に週5回通うことができるようになった。現在も処方は同量で元気に通所中である。

　小括：幼少時よりASD傾向が存在したが，療育を受けることはなかった。小学校ではいじめを受けることはあったが，本人の頑張りで休まず登校した。高校では，兄のように慕う家庭教師がついたことで，成績もコミュニケーション能力も向上したと考えられた。大学卒業後，食品会社に就職したが，6カ月で不適応を呈して退職した。以後，いくつか仕事に就いたが，長続きせず，25歳から約10年間引きこもった生活をしていた。

　両親の勧めで，思い切って精神科を受診した。併存したうつ病にはアリピプラゾールが奏効し，さらに，デイケアを経て集団認知行動療法へ参加できるようになった。その後はASDを認めたうえで，就労継続支援A型に通所できるようになった事例である。

2．就職後，仕事の遅さと同僚との対人関係に悩んだASDの男性

【症例D】初診時21歳，男性

【主　訴】仕事の遅さと同僚との対人関係を直したい

【診　断】うつ病，強迫性障害，ASD傾向

　発達歴：初期運動発達に問題はなかった。始語は11カ月で，早くから大人が使うような難しい単語を覚えていたという。視線は合いにくく，抱かれるのを嫌がり，一人遊び（水遊び，車を回す，瓶や積み木を並べるなど）に没頭する

ことが目立った。また，多動で目を離すと迷子になることがたびたびあった。幼稚園ではおとなしい性格の友達ができたが，集団行動には保育者の介助が必要であった。

　生育歴：小学校は小規模校であったため，周囲が配慮してくれ，大きな問題は起きなかった。友達もでき，集団行動にも特別な問題は認められなかった。成績はつねに上位であった。時々，とくに誘因なく不登校が認められた。中学校では，美術部に所属した。美術部では友達ができたが，クラスメイトが自分の仕草を嫌がっている気がすると訴えて，中学2年生から時々不登校となった。そのつど，担任教師や美術部の顧問の教師が相談に乗ってくれて切り抜けていた。

　高校は進学校へ進み，美術部へ入部した。友人もでき，当初は大きな問題はなかった。高校2年生頃から，自分が物を落としたのではないかと確認するためしばしば後ろを振り返るようになった。その様子を見たクラスメイトが変に思っていると考えて一時不登校となったが，担任教師の支えで何とか高校を卒業した。卒業後は美術専門学校へ入学した。専門学校では好きな絵画やデザインを学ぶことができ，充実した学校生活であった。デザインの才能は高く，優秀な成績で卒業した。

　現病歴：専門学校卒業後，いくつかのアルバイトに就くが，長続きしなかった。再び，自分が物を落としたのではないかと確認するため後ろを振り返る行動が出現した。外出すると疲れ果ててしまうので，次第に外出できなくなってきた。それに伴い，抑うつ気分，気力低下，睡眠障害，食欲障害，興味関心の低下などのうつ状態が出現してきた。自殺念慮も強まったため，21歳の4月に当院を初診した。

　初診時面接：表情は穏やかで，相互的な受け答えもスムーズであり，上記の訴えを的確に述べることができた。最近は外出していないのに，家の中でも物を落としたのではないかと後ろを振り返ってしまう。無意味な行動だと思うがやらないと不安が高まると述べた。抑うつ状態は典型的で，自殺念慮も強かった。うつ病および強迫性障害と診断し治療を開始した。初診時面接では自閉スペクトラム症の印象は受けず，ひとりで来院したこともあり，詳しい発達歴は

聴取できなかった。また，うつ状態も重度であったため，心理検査もうつ状態・強迫状態が改善してから行うことになった。

　治療経過：うつ症状および強迫症状に対して，セルトラリンを25mgから開始し，4週間後に100mgまで漸増した。うつ状態は次第に回復し，治療開始5週間後には家の中では好きなことを楽しめるようになり，ほぼ本来の気分に改善した。しかし，物を落としたのではないかと後ろを振り返ってしまう強迫行為は続くため，6週目よりアリピプラゾール3mgを追加した。その結果，強迫観念，強迫行為が軽減し，外出も抵抗なくすることができるようになった。初診から約1年後，専門学校の教員の紹介で出版社のデザイン部門に非常勤ではあるが就職することができた。

　自分は発達障害ではないか：当初は，仕事を覚えるために，少しずつデザインの仕事を回されていた。Dのデザインの才能は高く，時間をかけさえすれば，上司の期待を大きく超える作品を仕上げるようになった。そのため，次第に重要な仕事を任されるようになっていった。しかし，些細な事務仕事でも自分が行った内容が間違っていないか不安で何度も確かめるようになった。同僚に聞くことができず，残業が増えていった。また，大事なデザインの仕事では，何時間も残業した後，帰宅後も「大丈夫だっただろうか」と不安にさいなまれた。上司は「適当に終わらせて」というが，その「適当」がわからなくてつらいと述べた。就職後6カ月が経った時，同僚との対人関係がうまくできない，仕事に時間がかかりすぎると述べ，「自分は発達障害ではないか」と自ら疑い，詳しい検査を希望した。

　心理検査結果：知能検査のWAIS-IIIでは全IQ104（言語性IQ102，動作性IQ104）であり，群指数は，言語理解104，知覚統合99，作動記憶107，処理速度89であった。処理速度が他の群指数より低い値であり，手早く要領よく作業をこなすよりは自分のできるペースで行う方が確実で丁寧であることがうかがわれた。

　BACS-Jでは言語性記憶，ワーキングメモリ，言語流暢性，実行機能は正常範囲であったが，運動機能と注意機能が重度低下していた。注意を向ける対象や目的を素早く判断して要領よく作業を進めることは苦手であり，自分のペー

スで一つひとつ確実にこなせる状況であれば，丁寧な仕事ができると考えられ，WAIS-IIIと同様な結果であった。

AQ-Jは39点と高く，とくに社会的スキルやコミュニケーションにおいて困難を自覚していた。PARS-TRで母親から発達歴を詳しく聞くことにより（幼児期ピーク得点22点，現在［思春期・成人期］ピーク得点34点），初めて幼児期から中核的な自閉症状が存在したことが明らかになった。ASRS，CAARSともにADHD傾向も多少見られたが，診断基準は満たさなかった。

その後の経過：以上の結果を詳しく説明し，うつ病，強迫性障害の他にASD傾向が存在することを伝えた。Dは「そうだったのか」と深く納得し，とくにBACS-Jの運動機能と注意機能が重度低下していることが明確に示されたことで，「むしろ安心した」と述べた。本人の希望により，心理検査の結果を詳しく記載して診断書として会社に提出したところ，上司は十分に理解し，仕事の量や役割に関して十分な配慮をしてくれたという。いまだに疲れる毎日ではあるが，無事に仕事を継続している。薬物療法は同量の服用を続けている。

小括：当初，うつ病，強迫性障害と診断し，その治療を行っていた。就職後，仕事の遅さと同僚との対人関係に悩み，「自分は発達障害ではないか」と自ら訴えたため詳細な検査を行った。その結果，幼児期から中核的な自閉傾向が存在したことが明らかになった。心理教育を行い，会社には配慮を望む診断書を提出したところ，十分な配慮がなされ，順調に経過している事例である。

3．過集中・突発的な行動に悩むADHDの女性

【症例E】34歳，女性，会社員

【主　訴】集中すると他のことを忘れる，突発的な行動が多い

【診　断】ADHD

発達歴：初期運動発達に問題はなかった。始語12カ月，二語文1歳10カ月と言葉の発達に遅れはなく，同年代の子どもとの交流もみられ，コミュニケーションも十分にとれていた。幼稚園では多動性はないが，皆との遊びに集中できない傾向が見られた。集団行動には楽しく参加でき，こだわり行動は認めなかった。

生育歴：小学校に入ると，「授業中にボーっとしている，集中力がない」と担任から指摘された。夜は寝つきが悪く，朝起きることができず，遅刻が頻回だった。お小遣いをもらってもすぐに使ってしまい，お金の管理はできなかった。成績は科目によってばらつきがあった。部屋の片づけは苦手で，つねに母親から叱られていた。とくに理由もなく時々不登校となった。

　中学校は美術部に入部した。仲のよい友達ができたが，他のクラスメイトからは「話していると傷つく」と言われたことがあったという。絵を描くことが好きで，深夜まで描き続けているために朝起きることができず，しばしば遅刻することが続いていた。

　高校も美術部に入部した。絵を描くことへの興味と集中力は高く，美術部の顧問の教師に才能を見出され，市内の絵画コンクールでしばしば入賞した。しかし，毎晩明け方まで作品を描き続けるため，学校は毎日遅刻し，授業中は眠っていることがほとんどであった。絵を描くこと以外の集中力は乏しく，忘れ物が多く，提出物は出さないことが多かった。

　高校卒業後，ファッション・デザイン専門学校へ入学した。自分の得意な分野で好きなだけやりたいことができたので，充実した学校生活であったという。優秀な成績で卒業し，専門学校の推薦で大手の服飾会社に就職した。

　現病歴：服飾会社に就職後，希望通りのデザイン部門に配属された。与えられた仕事に集中して，夜遅くまで働いた。上司からの評価は高いが，同僚や家族からは，しばしば以下のような指摘を受けた。①1つのことに集中しだすと他のことはすべて忘れてしまい，同僚に多大な迷惑がかかる。②商品の発送が気になると（翌日でもよいのに），深夜に会社に出かけて発送の準備をしだす（しばしば警備員に注意を受けた）。③仕事中に何か問題が起きると，解決するまでそのことしか考えられなくなり，他のすべての仕事に手がつけられない。④買い物に出かけても，関係ない物を物色しているうちに，必要なものを買い忘れる。⑤お金の管理ができず，大事な支払いなど忘れてしまう。⑥片づけができず，部屋はゴミ溜めであり，財布や鍵などの貴重品をしばしばなくしてしまう。

　上記のことを，仲のよい同僚や家族から指摘され，自分も周囲にあまりにも

迷惑をかけていると感じた。自分は発達障害ではないかと考え，「大人の発達障害外来」を受診した。

　初診時面接：上記の内容を身振り手振りを交えて明朗快活に述べる。自らの感情や状況を言葉で表現することは得意であると思われた。一方で，周囲に迷惑をかけていることに対して自責的で，憂うつな気分，気力の低下や疲労感が慢性的に存在した。自分に自信がもてず，上司から評価されても喜べない，ふと死にたいと考えることがあるが方法までは考えないと述べた。軽度のうつ状態であるが，平均睡眠時間が4～5時間であるため，疲労困憊の状態であると想像された。また，鍵をかけたか，ガスの元栓を閉めたか，仕事でミスをしたのではないかと気になり，馬鹿らしいとは感じても何度も確認してしまうという強迫症状も存在した。主診断はADHDであり，二次的にうつ状態と強迫状態が出現していると考えた。

　心理検査結果：WAIS-IIIでは全IQ96（言語性IQ97，動作性IQ97）であり，群指数は，言語理解105，知覚統合95，作動記憶94，処理速度105であった。言語性IQと動作性IQに差はないが，下位検査の評価点では極端な差が認められた。非言語的・視覚的情報に関しては得手・不得手の差が大きく，素早く処理できる反面，よく理解していないか捉え違いをしたまま作業してしまい，結果的にミスにつながる可能性が示唆された。

　BACS-Jでは，言語性記憶，ワーキングメモリ，注意機能はごく軽度の低下を示したが，日常生活には大きな支障はないと思われた。ところが運動機能は中等度の低下を示していた。WAIS-IIIでは「処理速度」が105であり，比較的素早く正確に処理する傾向が見られたが，単純な動作を素早く繰り返すことは不得手であると思われた。一方，言語流暢性は最も高く，言語的に表現する能力は高いと思われた。また，実行機能も高く，視覚的情報を効率よく処理することが可能であると思われ，これらがEの強みとなっていると考えられた。

　AQ-Jは35点と高かったが，PARS-TRで母親から発達歴を詳しく聞くと，幼児期ピーク得点は1点，現在（思春期・成人期）ピーク得点も1点と，自閉的傾向はほとんど認められなかった。ASRSはパートAは5/6項目，パートBは8/12項目，CAARSはT得点が75点を超える尺度が多く，ADHDに関する症

状・特徴に多く該当しており，症状に対する自覚は高いと思われた。

　治療経過：以上の結果を詳しく説明したところ，Eは「自分のことがすべて書いてある」「自分が困っていたことを，すべて数値で示してくれた」と驚くとともに，十分に納得できたと感謝の言葉を述べた。そして，可能であれば抗ADHD薬を服用したい意向を示した。

　抗ADHD薬についての作用・副作用について十分に説明し，アトモキセチン40mgと胃薬モサプリドクエン酸15mgから開始した。投与後2週間で，「頭がすっきりした。とりあえず目の前のことをやろうと思えるようになった。気がそれない」と述べ，同僚からは「おとなしくなって，びっくりした」と言われたという。3週目からアトモキセチン80mgに増量し，副作用の吐気を認めるため，胃薬をドンペリドン30mgに変更した。その結果，「雑念にとらわれることがなくなった。仕事の区切りで一つひとつ確認できるようになり，ミスがなくなった」と述べ，自然に早い時間に寝つくことができるようになり，十分な睡眠がとれるようになったという。その結果，疲れなくなり，気分も回復し，確認行為もなくなったと述べた。服薬開始3カ月後に，本人の希望でアトモキセチンを120mgに増量してみたが，副作用のみ出て，効果は変わらなかったため80mgを維持量とした。

　服薬開始後1年経った時点で，薬物療法について検討を行った。Eは仕事への取り組み方に自信が出てきたので減量したいと述べたため，アトモキセチン40mgに減量した。それでも効果は変わらなかったため，以後40mgを維持量とした。その後は自ら休薬日を設けてみたが，休薬すると落ち着きがなくなり，寝つきも悪くなるため，現在のところ40mgで経過をみている状況である。

　小括：過集中のため他のことに気が回らないことと，突発的な行動が多いことを主訴に来院した女性である。AQ-Jは高いが比較的純粋なADHDと考えられた。初診時はうつ状態と強迫症状が二次的に出現していたが，ADHD症状の改善とともに消退していった。抗ADHD薬アトモキセチンの著効例と考えられる。症状が改善することにより，仕事の取り組み方や解決方法を学習するにつれ，減薬が可能になった事例である。

4．就職後，計画的に仕事ができず休職したADHDの男性

【症例F】 初診時29歳，男性，会社員（休職中）

【主　訴】仕事が計画的にできない，イライラしやすい

【診　断】ADHD，うつ病

発達歴：初期運動発達に問題はなかった。始語は1歳6カ月とやや遅かったが，保育園に入園後，急速に言葉が増えた。友達も多く，何事にも積極的であった。幼稚園の保育者からは，多動で落ち着きがなく，喧嘩っ早いと指摘されたという。こだわり行動は認められなかった。

生育歴：小学校に入ると，「授業中に立ち歩いてしまう。すぐに授業に飽きて別の学習を始める」と担任から指摘された。小3になると授業中に立ち歩くことはなくなったが，机の上に何でも出してしまい乱雑であると注意されることが多かった。また，左右反転したような文字を書くことが多く，「逆文字君」というあだ名がついたという。成績はクラスでトップであった。

中高一貫の進学校に入学し，地理研究部に入部した。友達関係はおおむね良好で，休みの日には部活の友達と各地を訪れ，探索したという。ただ，自分の思い通りにいかないとイライラしやすいと友達に指摘された。真面目だが毎日数分遅刻してしまい，宿題は必ず仕上げるのに提出し忘れることが目立った。

大学では課題を計画的に進めることができずに，友達に手伝ってもらうことが多かった。試験でも真面目に勉強するのだが，計画的にできずに再試が多かった。卒業論文では，テーマはつぎつぎに立案するが，要領よく進められなかった。担当教授から，「テーマばかり思いつくが，計画性がなく，まとめられない」としばしば注意を受けたという。卒業論文は周囲の援助を受けてようやく提出できた。

現病歴：大学卒業後，大手建設会社の企画部に就職した。当初は仕事を覚えるのに必死で，夜遅くまで残業した。真面目だが，計画的に仕事を仕上げられず要領が悪いので，人より時間がかかると上司に指摘された。また，高校時代のように，出社時に毎日数分遅刻してしまい，会議にも遅刻することが多く，上司や同僚に注意されることが目立った。それでも，会社の同僚と結婚し，子

どもにも恵まれた。

　入社5年目に会社の大きなプロジェクトのメンバーに選ばれた。Fが提出した案が採用され，重要な役割を担わされた。Fは意欲的にプロジェクトに参加したが，大学時代のように，さまざまなテーマは思いつくのだが，計画的に進めることができなかった。思い通りにいかないと，同僚に当たり散らすことが多くなった。結局，期日までに企画書を提出できず，Fはプロジェクトから外された。その後，気分が落ち込み気力が出ず，朝も起きることができずに出社できなくなったため，産業医の指示で休職となり，市内のメンタルクリニックを紹介された。

　うつ病と診断され，3カ月の自宅療養と抗うつ薬による薬物療法が開始された。2カ月ほどでうつ状態は回復したが，復職への意欲がわかなかった。また，その頃，娘が児童精神科を受診したところADHDと診断されたことから，自分もADHDではないかと心配になり，当院の「大人の発達障害外来」を受診となった。

　初診時面接：質問には的確に返答するが，質問が終わらぬうちから話し出すことが多かった。うつ病は，家ではほぼ本来の状態に回復しており，好きなことは楽しめていた。睡眠，食欲も良好であった。しかし，プロジェクトを外されたことがFにとっては屈辱の体験となっており，復職のことを考えると心臓がドキドキして苦しくなるという。主診断はうつ病（部分寛解）であり，背景にADHDが存在していると考えられた。詳しい検査を行い，その後，集団認知行動療法に参加してみて，自信がついたら職場の復職支援プログラムを開始してみようという今後の方針を確認した。

　心理検査結果：WAIS-IVでは全IQ110であり，群指数は，言語理解106，知覚推理120，ワーキングメモリ91，処理速度111であった。ワーキングメモリが他の指標と比較すると低く，視覚情報に強く容易に理解し素早く判断する能力と比較すると，情報を保持しておくことは苦手で，思考や処理が複雑になれば処理に時間がかかったり混乱しやすい可能性が示唆された。

　BACS-Jでも，ワーキングメモリが中等度低下，言語性記憶と注意機能が軽度低下しており，その他は正常範囲であった。聴覚的情報の記憶を不得手とし

ており，情報を保持するだけでなく，同時に処理・思考を要する場合は対応が困難になることが推察された。

　AQ-Jは31点とやや高いが，PARS-TRでの母親からの情報では幼児期ピーク得点は３点であり，現在（思春期・成人期）ピーク得点は16点であった。思春期・成人期の得点項目は「過去の嫌なことを思い出して不安定になる」「急に泣いたり怒ったりする」「周囲に配慮せず自分中心の行動をする」「被害的あるいは猜疑的・攻撃的になりやすい」「気分の波が激しく，落ち込みと興奮を繰り返す」などであり，ASD傾向というよりは，うつ状態とADHD症状として説明可能であると思われた。ASRSはパートＡは５／６項目，パートＢは８／12項目，CAARSはT得点が全体的に高く，不注意，多動，衝動性ともに75点を超える尺度が多かった。ADHDに関する症状・特徴に多く該当しており，幼児期も現在もADHDの診断基準を満たすと考えられた。

　治療経過：以上の結果を詳しく説明したところ，「予想していた通りのことを，ずばりと指摘されて，むしろすっきりした」と述べた。そして，現在の抗うつ薬に加えて，抗ADHD薬を処方してほしいこと，復職へ向けてできることをやってみたいと意欲を示した。自分の気になる症状としては，うつ状態はほぼ治ったと思うが，娘の行動にイライラして怒鳴りつけてしまうところを何とか治したいと述べた。

　そこで，抗ADHD薬としてはグアンファシンを１mgから開始し，２週間ごとに１mgずつ漸増していき，３カ月後より６mgとした。グアンファシン３mgに増量後から，気分が楽になってきた印象があり，娘の言動にも腹が立たなくなり，６mgになってから本当に落ち着いたと実感したと述べた。妻から見ても，「以前は地下鉄が少し遅れただけで，駅員に文句を言っていたが，まったくなくなった。娘に対してもイライラしたところが皆無となり，とても落ち着き，よい父親になった」という評価であった。

　同時に集団認知行動療法にも参加した。当初はしばしば遅刻したが，後半は遅刻することなく真面目に参加し，積極的な発言もみられた。終了時には「プロジェクトの失敗も，『仕方ないか』と思えるようになった」と述べた。

　その後，職場の復職支援プログラムに沿って，３カ月間のリハビリ出勤を経

て，復職することができた。「一時は退職を真剣に考えていたが，この年齢で辞めていたらと想像すると恐ろしい」と述べた。現在のところ，順調に経過している。

小括：幼少期からADHD症状が存在したが，高い知能や親切な友人に恵まれ，大学までは大きな問題なく経過していた。会社に就職してから，計画的に仕事を仕上げられないことや毎日の遅刻などの問題が生じたが，何とか大きな不適応はきたさずに4年間を過ごした。しかし，5年目に責任ある仕事を任されてから，計画的に順序立てることができず，不適応に陥った事例である。

うつ病の診断基準は満たすが，不適応の要因としてはADHD症状も大きく関与していた。ADHDの治療に関しては，グアンファシンが著効したと考えられた。不注意，多動，衝動性全体に有効であり，とくにイライラ感や攻撃性に対して効果があったと思われた。集団認知行動療法では，同じように復職を目指す人たちの中で，もう一度やり直してみようというモチベーションが高まったと思われた。

5．就職後，自己表現が乏しく不適応を呈したASD・ADHD合併例

【症例G】初診時23歳，女性，会社員
【主　訴】自己表現がうまくできない，自分は発達障害ではないか
【診　断】ASD＋ADHD，適応障害

発達歴：周産期異常はなく，定頸，お座り，初歩など初期運動発達に問題はなかった。乳児期から夜泣きが強かった。視線が合いづらく，他の子どもに興味を示さず，おもちゃに執着して，それを並べて眺めているのが好きだった。始語は1歳6カ月とやや遅いが，その後急速に言葉が増えた。コマーシャルを繰り返すことが多く，相互的なやり取りは苦手であったが，幼稚園では集団行動にはおおむね参加できていた。花や植物が好きで，花壇の脇で長時間眺めていた。また，ゲームに没頭し，お漏らしをしても気づかずにやり続けた。幼稚園の予定が変更になると，行動が止まって次の行動に移れないことが見られた。また，音に過敏で，特定の音に対して両手で耳をふさいで座り込むことがみられた。

生育歴：小学校は普通学級に入学。おとなしく，自分の意見を言えないため，いじめられることが多かった。そのため休み時間はもっぱら植物の図鑑を見ていた。家では外出せずにゲームばかりやっていた。しかし，あまり勉強しないのに成績はつねにトップクラスであった。宿題や提出物はしばしば忘れることが多かった。

　中学は中高一貫の女子校に入学した。自分の意見を言わず，何を考えているかわからないため，仲間外れにされることが多かった。部活には入らず，帰宅後はゲームばかりしていた。ただ1人だけゲームの話題が合う友達ができたため，不登校にならずにすんだという。勉学は得意で，優秀な成績で卒業した。

　大学は得意の理工系の大学に入学した。初めてサークルに入部したが，大学祭の企画で仲間に入れてもらえず退部した。それ以降は，友達もできず，家ではゲームばかりしていた。試験などの勉学に関してはとくに問題なく，大学院に進学した。大学院では，理解のある指導教官のもとで楽しく過ごすことができた。

　現病歴：大学院卒業後，広告代理店に入社した。入社後の研修がハードで，研修終了後から動悸，吐気，頭痛，不眠などの身体症状が出現した。そのため，近医心療内科を受診し，抗不安薬を服用するようになった。その後，希望ではない営業部に配属された。書類作業に集中している時に会議に呼ばれると，会議にまったく集中できずに書類のことばかり考えてしまい，上司に注意されることが頻回にあった。また，不注意なミスが多く，必要な書類を提出し忘れることも目立った。また，先輩と会社回りをしても，相手の担当者にうまく説明できず，先輩から叱責されることが多かった。

　上司や先輩から指導を受けることが続き，入社後6カ月頃から，身体症状に加え，気分が落ち込み，仕事に行く気力がなくなり，仕事を休む日が目立つようになった。会社で自分が発表をしなければならない前日，抗不安薬を服用しても眠ることができず，2週間分の薬をすべて飲んでしまうというエピソードがあった。そのため，11月より休職となった。職場の産業医と面談した時，自分は発達障害ではないかと述べたため，産業医からの紹介で当院を受診した。

　初診時面接：礼儀正しく，質問には誠実に応答するが，視線は合いづらい。

また，落ち着かずに手足をそわそわ移動し，視線を頻回に動かすことが認められた。会社の対応について問うと，自分が悪いので叱られても仕方がない，でもどう対処してよいかわからなかったと述べた。休職となってからは，うつ状態はすっかり改善し，家ではゲームに集中できて体調はよいとのことであった。希望の部署に変更してもらえたら自分の才能が発揮できると思う，と淡々とした表情で述べた。

心理検査結果：WAIS-IIIでは全IQ109（言語性IQ103，動作性IQ115）であり，群指数は，言語理解99，知覚統合130，作動記憶117，処理速度102であった。言語性IQ＜動作性IQの傾向がみられ，実際の課題遂行能力は高いが，言葉で表現することが苦手であると考えられた。知覚統合はきわめて高く，状況分析力に長けており，部分的な情報の関連性を推論し全体にまとめ上げる推理力は高い。瞬時に状況を把握することはできるが，それを言葉で表現することが困難である。作動記憶も高く，頭の中で複雑な操作を求められてもこなせる能力をもっている。処理速度は他と比べると低いが平均値である。

認知機能検査のBACS-Jでは，言語流暢性と注意機能が中等度低下していたが，その他の言語性記憶，ワーキングメモリ，運動機能，実行機能は正常域を示していた。状況に応じた言葉がスムーズに出にくいため，自分の考えや意見を表現しにくいだろう。またやや複雑な作業となると情報処理・効率が落ちることが予想される。

PARS-TRでは幼児期ピーク得点32点，現在（思春期・成人期）ピーク得点26点といずれもカットオフ値を上回り，中核的な症状は揃っていた。AQ-Jは37点と高く，自らも自閉スペクトラム症の特徴を強く認識していると思われた。ASRSではパートAが5／6項目，パートBが7／12項目を満たしており，CAARSではT得点が75点を超える尺度が多く，とくに不注意症状は高得点であり，ASDだけではなくADHD傾向も同時にもっていることが示唆された。PF-StudyではGCR（集団一致度）は38.5％（平均57.8±11.8）と，日常生活で起こるフラストレーション場面では適応が難しい場合が多いと考えられた。フラストレーション場面では，不平不満や失望をその場で表すが（困った！　大変だ！　など），自己主張する機会が少なく，適切な対処行動になっていない

と推察された。

　治療経過：休職期間中は定期的に通院することで同意を得た。うつ状態は改善していると判断し，不眠に対して非定型抗精神病薬アリピプラゾール3mgを開始した。夜間はよく眠れるようになり，睡眠リズムも改善した。本人から復職に向けて何かプログラムがあるならやってみたいと申し出があったため，集団認知行動療法に参加することになった。合計10回すべてに参加することができ，参加者との交流もうまくできるようになり，一緒に外出したりする友達もできたという。

　受診から6カ月後，会社の復職支援プログラムを3カ月行った後，正式に復職した。第1希望の，対人関係が複雑ではなく，自分の能力をうまく生かせる部署に配属された。持ち前の事務処理能力の高さが発揮でき，周囲からの評価も高いという。上司の配慮も適切であり，現在のところうまく適応している。

　小括：幼児期には若干始語が遅れたものの，言語発達に大きな障害はなかった。ただ，相互の対人的・情緒的なやり取りは苦手で，視線を合わせることができなかった。限定された興味（植物）への執着が強く，ゲームへのこだわりが著しく，音に過敏であった。また，言葉で自己を表現することが苦手であり，仲間外れにされることが多かった。さらに，不注意なミスや，宿題や提出物を提出しないことが目立った。

　以上の発達歴，現病歴，心理検査の結果を総合すると，主診断はASD＋ADHDおよび適応障害と考えることが可能であった。本症例の強みは，知能および認知機能が高く，状況分析力に長けており，部分的な情報の関連性を推論し全体にまとめ上げる推理力は高いことだった。ただ，それを言葉で表現することが苦手であった。以上の情報を診断書として産業医へ提出したところ，本人の能力に相応しい部署に配属され，適切な上司の配慮のもと復職することが可能となった。

Ⅱ　日中の眠気とADHD──ナルコレプシーとADHDの関連

1．はじめに

　発達障害と睡眠障害の合併は非常に多く認められる。しかし，発達障害と睡眠障害をそれぞれきちんと診断し，治療できる施設は決して多くない。当院では，「大人の発達障害外来」の他に「睡眠外来」を開設しており，日本睡眠学会認定医による入院検査，診断および治療が行われている。

　さて，睡眠外来を受診する患者の中では，日中の眠気を主訴とする者が最も多い。日中の眠気を主症状とする疾患として代表的なものはナルコレプシーである。ところが近年，日中の眠気を主訴とする患者の中にADHDの特徴を有するものが少なくないことが明らかになってきた[3]。

　ここでは，日中の眠気を主訴に睡眠外来を受診した症例のうち，ナルコレプシーとADHDに焦点を当て，その臨床的特徴について検討した。以下に述べる内容は，当院の山田を筆頭著者として『臨床精神医学』に発表した，「日中の眠気を主訴とする症例の臨床的研究──ナルコレプシーとADHDの関連──」をまとめたものである[5]。

2．対象と方法

　2017年1月～2019年3月の期間に日中の眠気を主訴に当院に検査入院した患者のうち，ナルコレプシー患者およびADHD患者36例を対象とした。対象は，ナルコレプシーと診断された22例（男性12名，女性10名，平均年齢21.8±5.7歳），日中の眠気がADHDに起因するものと診断された9例（男性2名，女性7名，平均年齢23.4±4.8歳），両者を合併した5例（男性2名，女性3名，平均年齢24.8±8.8歳）の3群に分けることができた。ナルコレプシーの確定診断は睡眠障害国際分類第3版（ICSD-3）[1]に準拠して日本睡眠学会認定医が診断した。ADHDは第5章に記述した方法で診断した。

　睡眠検査は1泊2日の入院スケジュールで行われ，初日には終夜睡眠ポリグラフ検査（Polysomnography: PSG）により睡眠の測定を行い，2日目に睡眠

潜時反復検査（Multiple Sleep Latency Test: MSLT）を実施した。睡眠障害の評価としては，日中の眠気の客観的評価にはMSLTにより測定した入眠潜時と入眠時レム睡眠期（sleep onset rapid eye movement period: SOREMP）の出現数を用い，主観的眠気の程度はエプワース眠気尺度（Epworth Sleepiness Scale: ESS）[4]，スタンフォード眠気尺度（Stanford Sleepiness Scale: SSS）[2]を用いて評価した。本研究においても，当院の倫理委員会に研究計画を申請し，同委員会の審査による承認を受けた。

3．結　果
1）日中の眠気を主訴とする3群の臨床的特徴
　日中の眠気を主訴とする3群の臨床的特徴を表6-1に示した。主訴の出現年齢は，ナルコレプシー群15.9±6.1歳，合併群15.6±1.7歳，ADHD群16.8±3.2歳であり，3群とも青年期以降に初めて症状が出現していた。各群の男女比はナルコレプシー群12：10，合併群2：3，ADHD群2：7であった。

2）客観的および主観的眠気の評価
　ナルコレプシー群と合併群では客観的な強い眠気（入眠潜時の短縮，入眠時レム睡眠期の出現など）が確認されたが，ADHD群は数値上では正常な睡眠所見であった。一方，主観的な眠気の評価を示すESSやSSSにおいては，ADHD群＞合併群＞ナルコレプシー群の順に眠気の強さを訴えていた。

3）CAARSプロフィールの比較
　3群のCAARSの平均T得点のプロフィールを図6-1に示す。統計学的有意差はないが（症例数が少ないため），平均値は全体的にADHD群＞合併群＞ナルコレプシー群の順に高かった。ナルコレプシー群は他の2群と比べると，T得点の上昇は認められず，フラットなプロフィールを示した。

4．日中の眠気を主訴に来院する患者の臨床的特徴
1）ナルコレプシー
　ナルコレプシーの典型例は，会話中，歩行中，食事中，試験中など，通常あり得ない状況でも眠り込んでしまう強烈な眠気症状と，笑い，興奮，怒り，驚

表6-1　日中の眠気を主訴とする症例3群の臨床的特徴

病　態	ナルコレプシー群	合併群	ADHD群
症例数	22例（男12／女10）	5例（男2／女3）	9例（男2／女7）
年　齢	21.8±5.7	24.8±8.8	23.4±4.8
主訴の出現年齢	15.9±6.1	15.6±1.7	16.8±3.2
来談経緯	本人の希望5名 周囲の勧め17名	本人の希望1名 周囲の勧め4名	本人の希望7名 周囲の勧め2名
治　療	リタリン3名 モディオダール16名 リタリン＋モディオダール2名 治療終了1名	モディオダール2名 リタリン1名 アトモキセチン1名 服薬なし経過観察1名	アトモキセチン2名 治療終了7名
入眠潜時（秒）	248.6±116.5	189.4±96.6	809.0±109.8
SOREMP	3.3±1.0	3.6±0.5	1.2±1.3
ESS	15.0±4.3	17.0±5.6	17.8±3.1
SSS	3.7±1.7	4.2±0.8	3.7±0.7
ASRS Part A	1.8±1.5	3.6±2.3	4.3±1.0

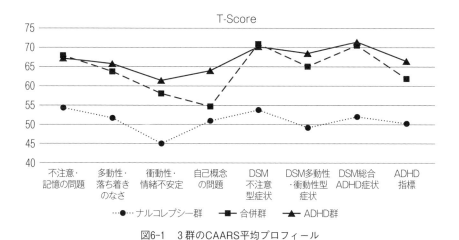

図6-1　3群のCAARS平均プロフィール

きなどの強い感情をきっかけに筋緊張が突然喪失する情動脱力発作を中核症状とする。その他，寝入りばなの生々しい悪夢体験（入眠時幻覚），金縛り体験（睡眠麻痺），夜間の熟眠障害（中途覚醒，浅眠），日中の居眠り（30分以内）から覚醒した時の爽快感などを特徴とする。

　ナルコレプシーの有病率は欧米・アジアでは2,000人に１人に対し，日本では600人に１人とされ，日本人に多い疾患であり，性差はない。HLA-DQB1*0602が疾患関連遺伝子として同定されており，約90％で脳脊髄液のオレキシンA蛋白質濃度が低下している。

　検査所見では，夜間PSG検査を行うと，日中の過眠を説明しうる夜間睡眠の質的障害は認められず，入眠時レム睡眠期（SOREMP）が高頻度に認められるのが特徴である。また，MSLTを行うと入眠潜時の短縮がみられ（平均８分未満），寝つきが早いことが客観的指標として示され，SOREMPもMSLT４～５回中２回以上出現することが基準となっている。薬物療法としては，神経刺激薬のモダフィニル，メチルフェニデート，ペモリンの３剤が選択肢となる。

２）日中の眠気を主訴とするADHD

　近年，ADHDがナルコレプシーと同様に日中の強い眠気を生じる病態であることが明らかになってきた。しかし，症状が生じるのが青年期以降であるため，児童精神科医の間ではほとんど認識されてこなかったのが実情である。しかし，上記のように，日中の眠気を主訴として睡眠外来を受診する患者の中で一定の割合を占めていることが明らかになった。また，ナルコレプシーとADHDが合併する症例も存在する。

　日中の眠気を主訴とするADHD群の特徴は以下の通りである。①客観的な眠気の評価である入眠潜時やSOREMPには異常はなく，ほぼ正常な眠気所見である。②主観的な眠気の評価であるESSおよびSSSでは訴えは強く，ナルコレプシー群よりも強い眠気を訴える。③認知機能（BACS-J）においては，軽度低下から正常域に位置し，他群と比較して明らかな傾向は認められなかった。④心理的特性を評価するMMPIでは主観的な困り感を反映するといわれている妥当性尺度L/F/Kの形状がADHD群＞合併群＞ナルコレプシー群の順に上昇している。⑤ナルコレプシー群と比較すると本人の希望による来院が多い

が，睡眠検査から客観的眠気が確認されないと診断後に治療終了となるケースが多い。これは，今回の対象症例はまだ「大人の発達障害外来」開設前の受診者が多かったため，ADHDの治療が十分になされなかった可能性が考えられる。

　すなわち日中の眠気を主訴とするADHD症例は，本人の困り感やつらさは非常に強いが，周囲になかなか理解されていない可能性がある。きちんと治療すれば回復可能な病態であるため，今後このような症例が存在すること，および治療可能であることに対する理解が深まることを期待したい。

3）ナルコレプシーとADHDの合併

　ナルコレプシーとADHDの双方の診断基準を満たす一群も症例数は少ないが存在した。眠気に関しては，客観的な評価ではナルコレプシー群およびADHD群より強かった。主観的な眠気の評価では，ナルコレプシー群よりも強かったが，ADHDと比較すると評価尺度によって異なる結果であった。主観的な困り感は，ADHD群よりは低かったが，ナルコレプシー群より高かった。治療に関しては，ナルコレプシーの治療をする事例とADHDの治療をする事例の両者が存在した。それぞれの事例の生活面における困り感の質および様式により，主な治療をどちらにするかが決まると考えられた。

4）特発性過眠症について

　日中の眠気を主訴とする患者の中には特発性過眠症と診断される一群も存在する。今回は，ADHDとナルコレプシーの関連に限定したため，特発性過眠症については検討していない。

5．症例提示：日中の強い眠気を訴えたADHDの女性

【症例H】初診時19歳，女性，専門学校2年生

【主　訴】日中の強い眠気

【診　断】ADHD

発達歴：周産期異常はなく，定頸，お座りなど初期運動発達に問題はなかった。始語，始歩も12カ月と正常であった。母親への愛着行動もあり，同年代の子どもとの交流もみられた。幼稚園では，友達は何人かおり，対人関係・コ

ミュニケーションに問題はなかった。ただ，友達と遊んでいても，1つの遊びにすぐに飽きてしまい集中できない傾向が見られた。

　生育歴：小学校は普通学級に入学した。小3の担任教師から，質問が終わる前に答えてしまうことや，話しかけても聞いていないように見えることがあると指摘された。成績は上位であり，友達も多かった。

　中学校では漫画部に入部した。好きな漫画を描いている時は何時間でも集中することができた。また，好きな漫画や小説を何時間でも読み続けることもあった。一方で，部屋の片づけは苦手で，忘れ物が頻回にあり，宿題やレポートを提出しないことが多かった。

　現病歴：高校1年生から授業中の居眠りが出現した。高校2年生では午後の授業はほぼ毎日居眠りをするようになった。夜間は7～8時間眠っているのに，日中に耐え難い眠気に襲われた。平坦な道で歩行中に眠ってしまい転倒したり，自転車運転中に眠ってしまい植え込みに突入した事故もあった。調理専門学校入学後は，授業開始5分で眠ってしまい，教員に毎日注意を受けた。実習中に居眠りをして，包丁で自分の指を切ってしまったことがあったが，受傷の痛みで覚醒するのではなく，周りに「指が切れている」と指摘されて起きたというエピソードがある。居眠りから起こされてもスッキリとは覚醒できず，覚醒時のリフレッシュ感はない。寝つきはむしろ悪く，夜間の睡眠はAM2：00～7：00の5時間。休日はAM3：00から夕方まで眠ってしまうという。教員の勧めで当院の睡眠外来を受診した。

　検査所見：1泊2日の睡眠検査では，PSG（終夜睡眠ポリグラフ検査）によると睡眠時間はやや長く分断が多いが，ほぼ正常パターンであった。睡眠時無呼吸症も周期性四肢運動症も認められなかった。MSLT（睡眠潜時反復検査）で平均入眠潜時は13分36秒で，SOREMP（入眠時レム睡眠期）出現数は5回中1回であり，正常な睡眠パターンと考えられ，ナルコレプシーは否定的であった。しかしESSは22点，SSSは6点と主観的な眠気は高い値であった。

　心理発達検査においては，WAIS-IIIでは全IQ92（言語性IQ96，動作性IQ88）であり，群指数は，言語理解90，知覚統合83，作動記憶98，処理速度107であった。知覚統合が他と比較して低く，情報を相互的に関連づけて総合

的にまとめることには困難を感じることもあるかもしれない。視覚的な状況把握・臨機応変な対応が苦手であることが示唆される。

　BACS-Jでは，実行機能に中等度の低下が見られたが，言語性記憶，ワーキングメモリ，運動機能，注意機能は正常範囲であり，言語流暢性は高かった。言葉での表現は得意であるが，物事を順序立てて計画的に進めていくことは不得手である可能性が考えられた。

　AQ-Jは32点とやや高いが，PARS-TRの母親からの情報では幼児期ピーク得点は1点で，現在（思春期・成人期）ピーク得点も2点であり，自閉傾向は認められなかった。ASRSではパートAは5/6項目，パートBは7/12項目を満たしており，CAARSはT得点が75点以上の尺度が多く，不注意傾向および多動・衝動性ともに高得点であった。

　治療経過：面接および検査の結果からADHDと診断し，日中の眠気もADHDの不注意症状に起因するものと判断した。その内容をHおよび家族に詳しく説明し，治療の方法についていくつかの選択肢を提示した。Hおよび家族ともに薬物療法を希望したため，作用および副作用を十分に説明し，アトモキセチン40mgおよび胃薬から開始した。ところが嘔気，嘔吐の副作用が強いため，アトモキセチン20mgへ減量し，制吐剤ドンペリドンを併用したが副作用は改善しなかった。そのため，依存性リスクを十分に説明し，メチルフェニデート徐放錠18mgに変更した。

　メチルフェニデート徐放錠18mgを服用した日から，日中の眠気はあるが授業中に一度も眠らないで起きていることができた。夜はむしろ寝つきがよくなり，朝も早く起きることができるようになった（PM10：00～AM6：00）。とくに副作用もないため2週目からメチルフェニデート徐放錠36mgとした。日中の眠気はほとんど感じることはなくなり，勉学や実習に集中できるようになった。同時に提出物の出し忘れなどもまったくなくなった。服薬以来一度も居眠りをしなくなり，成績も徐々に上昇していったという。服薬開始1カ月後からは週末の土曜日を休薬日とした。優秀な成績で卒業し，調理師免許を取得した後，食品会社の開発部に就職した。その後の経過は順調である。現在もメチルフェニデート徐放錠36mgを継続している。

小括：日中の強い眠気を主訴に来院した。睡眠検査ではナルコレプシー，特発性過眠症，睡眠時無呼吸症は否定的であり，ADHDの不注意症状による日中の過眠であると判断した。心理検査ではADHDを示唆する結果であった。メチルフェニデート徐放錠36mgが著効し，安定した生活を送ることができている。

Ⅲ　発達障害を疑ったその他の障害群

　その他の障害群にはさまざまな疾患が含まれるが，代表的なものとして，「発達障害を疑ったが社交不安症，うつ病であった男性例」と「ADHDを疑ったが知的能力障害であった女性例」を紹介する。

1．発達障害を疑ったが社交不安症，うつ病であった男性
【症例Ⅰ】初診時23歳，男性，公務員
【主　訴】自分からおならの臭いが出ている，気分が落ち込む，発達障害ではないか
【診　断】社交不安症（自己臭恐怖症），うつ病
　発達歴・生育歴：周産期異常はなく，定頸，お座りなど初期運動発達に問題はなかった。始語，始歩も12カ月と正常であった。母親への愛着行動もあり，幼稚園でも集団行動に問題はなく，内向的ではあるが，仲のよい友達もいた。むしろ，人と違うことをしたり，周囲から浮くことや，叱られることが不安だった。とくにこだわり行動や1つのことに熱中することはなかった。
　小学校に入学後も，内気ではあるが仲のよい友達は数人いた。授業中に自ら発言することはなかったが，成績はつねに上位であった。小学3年生より，少年サッカーチームに入り，楽しい小学校生活を送った。
　現病歴：中学校でもサッカー部に入り，仲のよい友達も増えた。ところが中学2年生のテスト中に，お腹が張り，おならが出るのではないかと緊張した。そのとき周囲のクラスメイトが鼻をクンクン鳴らしたり，咳ばらいをしたり，「くさいな」と囁きあう声が聞こえた。風邪気味でもあったため，その後1週

間学校を休んだ。それ以来，教室に入ると，皆が鼻に手をやったり，鼻をすすったり，ひそひそと話しているのを見て，自分からおならが出ていることを確信するようになった。サッカー部は退部した。友達とも自ら距離を置くようにして，あまり付き合わなくなった。テストは保健室で受けさせてもらうようになった。小児科で整腸剤を処方されて飲み続けたが，おならが漏れていることは確信していた。家では，不思議と臭いは感じなかった。

　高校は校区外の私立の進学校へ入学した。部活には入らなかったが，何人かの友達はできた。高校でも自らおならが出ていることは確信していた。短い時間ならよいが，長いあいだ人の中にいると，臭いのことで皆に迷惑をかけていると思う。とくにテスト中に緊張し，おならが漏れ出てしまうので，テストは保健室で受けさせてもらった。友達と遊ぶこともなかったため勉学に打ち込み，大学は国立大学に入学した。

　大学生活は，人付き合いを避けて，学校行事などには参加しなかった。大学では大講堂の後方の窓際に座ると安心することができた。授業は真面目に参加したため，成績は良好であった。授業はグループワークが苦手であり，ほとんど発言することができなかったが，周囲の助けもあり切り抜けることができた。在学中から，公務員の通信講座を熱心に勉強していたため，大学卒業後，公務員として勤務することになった。

　受診に至る経緯：公務員として就職後，人付き合いは避けていたため，周囲と打ち解けられず，孤立してしまった。わからないことも同僚や先輩に相談することができず，仕事をため込んで，ひとりで残業することが増えた。次第に気分が落ち込み，気力がなくなり，疲れ果てて帰宅しても，睡眠が浅く，夜間に何度も目が覚めた。自分を責めると同時に，仕事を覚えられず，皆に迷惑をかけているのは発達障害のせいではないかと考えるようになった。

　就職3カ月後，上司と面談する機会があり，残業が多いことについて指摘された。そのとき思い切って，気分が落ち込んで，不眠が続いていること，これまでの臭いについての苦悩，および自分は発達障害ではないかと思っていることを打ち明けた。それがきっかけとなり，産業医からの紹介で当院を初診した。

初診時面接：これまでの経過を淡々と話す。視線はそらすことが多いが，相互的な会話は十分に可能であり，情緒的にも温かみのある話しぶりであった。同席した母親からの情報では幼少時の発達歴に問題はなかった。①診断としては，社交不安症および中等度のうつ病であること，②発達障害に関しては後日詳細な検査を行うが，今日の印象ではほとんどその傾向はないか，あったとしてもごく軽度であると思うこと，③社交不安症とうつ病に対しては薬物療法と精神療法が適当であると思うこと，④「臭い」に関しては確信をもっていると思うが，少なくとも1時間の面接の間，治療者には感じなかった旨を率直に伝えた。

　治療経過：治療方針に対しては同意が得られたため，薬物療法としてエスシタロプラム10mgから開始し，2週間後から20mgに増量して，それを維持量とした。3週目頃からうつ状態は改善傾向を示し，臭いに関しては，本人によれば「信じられないことだが，職場の人たちが，鼻をすすったり，咳ばらいをしなくなった」と述べるようになった。

　心理検査結果：WAIS-IVでは全IQ114であり，群指数は言語理解122，知覚推理93，ワーキングメモリ119，処理速度111であった。知覚推理が他と比べると有意に低かった。言語操作能力は高く，要請されたことも端的に説明することができていた。一般的な知識も備わっており，物事の理解も素早く行うことができる。抽象的な物事を捉えて推理・推測し，柔軟に思考することはやや時間がかかる。また，試行錯誤的な取り組みは苦手であると推測された。BACS-Jは実行機能が軽度低下している以外はすべて正常範囲であった。知的機能および認知機能に関しては，高い能力をもっていると考えられた。

　AQ-Jは35点とやや高いが，PARS-TRでの母親からの情報では幼児期ピーク得点は1点，現在（思春期・成人期）ピーク得点は2点であり，自閉傾向はほとんどないと考えられた。ASRSはパートAは2/6項目，パートBは3/12項目，CAARSはT得点が全体的に低く，自己概念の問題のみが高く，ADHDには該当しないと考えられた。

　その後の経過：治療開始2カ月後には，うつ状態はほぼ寛解状態となり，臭いについてもあまり気にならなくなってきたという。本人の希望により，診断

書に病名と職場の配慮が必要である旨を記載して提出した。職場の上司も何回か診察に同席し，状態を説明した。その結果，週に3日は外回りの点検作業が組み込まれた。外回りの仕事をしている時は，臭いに関してはほとんど気にならないという。上司の配慮により，職場での対人関係も良好になっていった。最近では「お腹が張ったり，おならが漏れている感じもなくなってきた」と述べるようになった。エスシタロプラム20mgは継続中である。

　小括：幼少時はASD傾向，ADHD傾向は認められなかった。中学2年生から社交不安症（自己臭恐怖症）を発症した。なるべく対人関係を避ける生活を送ってきたため，対人関係における技術や対処能力は未熟なままであった可能性がある。高い知能および認知機能により，公務員として就職したが，一般的な対人関係がうまくできずに，不適応を呈した。その原因を本人は発達障害によるものと解釈して受診に至った。

　生育歴や発達歴から，発達障害は否定的であり，抗うつ薬のエスシタロプラムが社交不安症およびうつ病に奏効した。その結果，対人関係も以前よりはスムーズに行えるようになり，環境調整の配慮もプラスに働き，うまく適応できるようになった事例である。

2．ADHDを疑って来院したが知的能力障害であった女性

【症例J】初診時29歳，女性，会社員

【主　訴】仕事が覚えられない，不注意なミスが多い，自分はADHDではないか

【診　断】知的能力障害

　発達歴：未熟児として出生し，しばらくNICU（新生児集中治療室）で過ごした。そのため身体的な発達においても（定頸6カ月，お座り10カ月，始歩20カ月），精神的な発達においても（始語2歳，二語文3歳，指差し2歳）遅れが目立った。親があやしても反応に乏しく，言葉を発することが少なかったが，愛着行動は示した。同年代の友達はできず，一人っ子のため家でひとりで遊ぶことが多かった。幼稚園は遅れて5歳で入園した。集団行動には参加するが，保育者の介助が必要であった。

生育歴：小学校は普通学級に入学した。成績は下位であったため，親が熱心に勉強を教えたが，皆についていくことがやっとであった。小学3年生頃から言葉は達者になり，仲のよい友達はでき，集団行動から外れるようなことはなかった。こだわり行動はなく，真面目な性格のため宿題や提出物はきちんと提出した。中学校からは塾に通うようになったが，成績は伸びず，通知表では国語が3（5段階評価）で，それ以外の教科は1か2であった。

　高校は私立高校に入学したが，成績は下位であった。おとなしい性格の友達はでき，いじめられることもなかった。家庭教師をつけてもらい，熱心に勉強したが，成績は下位のままであった。

　現病歴：高卒後，就職先がなかなか決まらず，しばらく短期のアルバイトをしていた。高卒1年後にスーパーのバックヤードの仕事に就き，非常勤で5年間勤務した。その後，清掃会社に非常勤で5年間勤務した後，29歳の時に親戚のつてで建設会社の事務職に就いた。

　しかし，仕事を覚えるのが遅く，計算に時間がかかり，上司から指摘を受けることが多かった。また，複数の課題を与えられると混乱してしまう，不注意なミスが多い，1つのことに集中すると他のことが見えなくなってしまうなどが目立つようになった。インターネットで調べたところ，「自分はADHDではないか」と思うようになった。上司からも病院受診を勧められたため，当院を受診した。

　初診時面接：礼儀正しく，落ち着いた態度で話し，誠実で真面目な印象である。一般的な相互的コミュニケーションは問題なくできるため，一見すると知的能力障害をもつようには見えない。しかし，やや複雑な情報を処理したり，抽象的な思考を求めると若干の混乱を見せながらも，笑顔でその状況に対処しようとする。そのため，上司から能力以上の課題を与えられたり，周囲に期待を抱かせた可能性がうかがえた。

　心理検査結果：WAIS-IVでは全IQ66であり，群指数は，言語理解88，知覚推理62，ワーキングメモリ82，処理速度60と低値を示した。知覚推理と処理速度が言語理解およびワーキングメモリと比べると有意に低かった。言語操作能力は，備わっている部分もあるが曖昧な理解にとどまっていることも多い。頭

の中で情報をまとめて整理することは，時間をかけるとできることもあるがテンポのよさには欠ける。コミュニケーション場面でも話の理解ややり取りでは支障は出やすいと思われる。知覚推理のように抽象的な思考を要する場面はとくに苦手で，頭の中で考えて推理・推測できる幅は狭い。また処理速度のような作業をこなすための速さや要領のよさには著しく欠ける。

BACS-Jは言語性記憶，ワーキングメモリ，言語流暢性では軽度低下であるが，運動機能，注意機能，実行機能においては重度低下していた。コツコツと積み重ねて物事を覚えることや，必要に応じて思い出し言葉にすることは，個人内においては得意とすることだろう。一方，段取りや計画性をもって物事に取り組んだり，状況に応じて動くこと，素早く行動することは苦手と思われる。

AQ-Jは26点であり，PARS-TRでの母親からの情報では幼児期ピーク得点は4点，現在（思春期・成人期）ピーク得点は6点であり，自閉傾向はほとんどなく，得点項目は知的能力障害で説明可能であった。ASRSはパートAは1／6項目，パートBは3／12項目，CAARSはT得点が不注意項目で60点であり，自己概念の問題は70点と高かった。自分に自信がない状態であり，ADHDには該当しないと考えられた。

その後の経過：心理検査の結果と面接の内容を総合して，ADHDには該当せず，知的な発達にやや遅れが認められることを伝えた。当初，ADHDではないことにショックを受けていたが，詳しく説明していくうちに，「やはり事務職は自分には無理だと思っていました」と，次第に冷静に受け止められるようになった。最後は，「今後はこれまでやってきた慣れた仕事に就こうと思う」と述べた。心理検査の結果と診断についての心理教育を行って終了となった事例である。

小括：未熟児で出生し，幼少時より身体的にも，知的にも発達に遅れが認められた。しかし，明らかなASD傾向やADHD傾向は認められなかった。小学校，中学校，高校と成績は下位であったが，対人関係に問題はなく，不注意傾向も認められなかった。高卒後，スーパーや清掃の仕事に就いている間はうまく適応していた。しかし，事務職に転職してから，不適応を呈するようになっ

た。本人は不適応の要因はADHDにあると思い受診した。診断は知的発達の遅れであることを告げたところ，本人も納得し，診断と心理教育のみで終了となった事例である。

文　献

1 ）American Academy of Sleep Medicine（2014）*The International Classification of Sleep Disorders, 3rd edition*: Darien, II.

2 ）Hoddes E, Zarcone V, Smythe H, et al（1973）Quantification of sleepiness: A new approach. *Psychophysiology*, 10: 431-436.

3 ）伊東若子（2017）注意欠陥多動性障害（ADHD）と睡眠障害—眠気との関連．日本医事新報，4852: 37-42.

4 ）John MW（1991）A new method for measuring daytime sleepiness: The Epworth Sleepiness Scale. *Sleep*, 14: 540-545.

5 ）山田威仁・本多悠・野島夏織・井手正吾・佐川洋平・武藤福保・傳田健三（2020）日中の眠気を主訴とする症例の臨床的研究—ナルコレプシーとADHDの関連．臨床精神医学，49(6): 811-817.

第 **7** 章

どのような対応が必要か？

◆◆◆

I　発達障害面接の基本的事項

1．初診時面接

　「大人の発達障害外来」を受診する人は，家族が同伴している場合も少なくない。治療者はまず待合室まで出向き，ひとりの診察を希望するか，家族と同伴でもよいかを尋ねる。家族同伴で診察する場合も，必ずまず本人に「こんにちは，○○さんですね」「私は□□と言います。よろしくお願いします」と自己紹介し，その後同伴の家族に「○○さんのお母さん（お父さん）ですね。よろしくお願いします」と挨拶する。今日の主役はあなたであり，あなたの気持ちや意思を聞こうとする姿勢であることを表すためである。

　成人期になって初めて受診する人の中には，これまで発達障害症状に苦しみ，生きづらさを感じて，自らの意思で受診する人もいるが，本人はあまり悩んでいないけれど周囲が困って連れてこられる人もいる。そこで，初めに「今日は自分の意思で来たのか，家族に勧められて来たのか」を聞く。自分の意思で来たのであれば，どのようなことで困っているかという本題にすぐに入ることができる。家族に勧められて来たという場合であっても，「それでもよく来てくれました」とねぎらい，「家族に受診を勧められた時にどんな気持ちがしたか」「自分でも何か困っていることがあれば教えてほしい」と話を向けていくと，「実は……」と話し始めることが少なくない。本人は悩んでいないよう

に見えても，さまざまなことで困りごとを抱えている場合が多いのである。

2．主訴を詳しく聞く

　次に，「どんなことで困っているか？」について詳しく聞いていく。「自分は発達障害ではないか？」という主訴であっても，何かに困った末に受診に至っている。すなわち，ほとんどの受診者は「広義の適応障害」と言える。それゆえ，「この患者はなぜ適応に失敗したのか？」と考えることが重要になる[9]。

　「なぜ職場の対人関係がうまくいかないのか？」「なぜ配置転換で不適応を呈したのか？」「なぜ困った時に相談できないのか？」「なぜ状況の変化に対応できないのか？」「なぜ毎日遅刻してしまうのか？」と考えてみる。すると「困っていること」の背景に発達障害的特性が浮かび上がってくる。本人も「何に困っているか」について答えていくうちに，適応障害を起こしやすい自らの特性に気づいていくことも少なくない。

　次に，困りごとの具体的な内容を詳しく聞いていく。例えば，対人関係がうまくいかないと言っても，何がどのようにうまくいかないのかを聞く。上司から叱責されるのか，同僚との日常の会話についていけないのか，皆から悪く思われているように思うのかなどを聞いていく。配置転換で不適応を呈した場合でも，どんな内容の仕事に変わり，何がつらかったのかを聞く。仕事の内容が難しかったのか，人との交流が増えたのか，指導する立場になったことが負担なのかなどを聞いていく。すなわち，患者が困っていることの本質に光を当てるような問いかけをしていくのである。

3．発達歴を丁寧に聞く

　正式な発達歴の聴取は，後日臨床心理士がPARS-TRを母親（あるいは保護者など）に対して行うため，初診時は全体像をつかむ大まかな質問を行う。単独で来院した時には，本人の幼児期の記憶は曖昧なため，幼稚園年長時あるいは小学校低学年の頃に焦点を当てて，①皆と遊んだか，一人遊びが多かったか，②運動会や発表会などの集団行動に参加できたか，③予定の変更に動揺したか，④あることに非常に詳しい，あるいはこだわりが強かったか，⑤特定の

音に過敏であったか，⑥手足をそわそわしたり，落ち着きがなかったか，⑦勉強に集中できたか，⑧必要な物をよくなくしたか，⑨授業中に椅子にじっと座っていることができたか，などを聞く。

　母親（あるいは保護者など）が同伴した場合には，幼児期の傾向について，①視線が合いにくいことはなかったか，②他の子どもに興味がなく，一人遊びが多かったか，③名前を呼んでも振り向かないことがあったか，④指差しはあったか，⑤見せたいものを親に持ってこないことがあったか，⑥言葉の遅れはあったか，⑦会話が一方通行だったか，⑧ごっこ遊びをしたか，⑨抱っこされるのを嫌がったか，⑩人より物に興味を示したか，⑪こだわりが強かったか，⑫特定の音に過敏だったか，⑬落ち着きなく，迷子になったことはあったか，⑭宿題は集中してできたか，⑮忘れ物はなかったか，⑯じっと順番を待つことができたか，などを聞く。母親に発達歴を確認する時は，その答えに対し，本人に「覚えていますか？」と確認していくと，思い出すこともあるかもしれない。

4．症状を一つひとつ確認する

　筆者は面接の後半に，質問紙を利用して症状を一つひとつ確認していくことにしている。①DSM-5の抑うつエピソードの9項目，②ASRS-v1.1（成人期ADHD自己記入式症状チェックリスト）の18項目，③AQ-J短縮版の16項目（AQ-J-16）[8] について，一つひとつ丁寧に聞いていく。DSM-5は診断基準，ASRS-v1.1とAQ-J-16は自己記入式尺度であるが，初診時には以下のように治療者が各項目を読み上げて確認するようにしている。

　DSM-5の抑うつエピソードは，「抑うつ気分」であれば，「この2週間，憂うつであったり，気分が沈んだり，不機嫌になってイライラしたことがありましたか？」「それは，ほぼ毎日，ほとんど1日中ずっと続いていましたか？」と構造化面接に近い形で聞く。「興味・喜びの減退」であれば，「この2週間，ほとんどのことに興味がなくなっていたり，普段は楽しめていたことが楽しめなくなっていましたか？」「それは，ほぼ毎日，ほとんど1日中ずっと続いていましたか？」と聞いていくわけである。

ASRS-v1.1については，パートAの6項目，パートBの12項目を治療者が読み上げ，「まったくない」「めったにない」「時々」「頻繁」「非常に頻繁」の5段階で評価してもらう。AQ-J-16においても，16項目を治療者が読み上げて，「確かにそうだ」「少しそうだ」「少しちがう」「確かにちがう」の4段階で評価してもらう。

　DSM-5の抑うつエピソードは症状の確認を主眼とするが，ASRS-v1.1とAQ-Jは後日正式に心理検査として行うため，初診時は症状の確認というよりは，質問項目に関連した出来事や状態を聞き出す引きがねとすることがねらいである。

　例えば，ASRS-v1.1の「約束や，しなければならない用事を忘れたことが，どのくらいの頻度でありますか」に関連して，どんな用事を忘れたのか，大事な用事を忘れた時にどう対応したかなどを聞くことにより，目の前の患者の不注意の程度と対処行動のレベルを知ることができる。またAQ-J-16の「人の意図を理解するのが難しい」に関連して，どんな状況で相手の意図を理解できなかったのか，相手の意図を理解できずにどう反応してしまったのかなどを聞く。それによって，他人の考えや気持ちを理解するためにこの人はどのような方策を用いているか，どこがどのようにわからないのかが浮き彫りになってくるのである。

5．治療者はどのように対応するか？

　精神科を受診して診察を受けることは，発達障害の人にとってかなり非日常的なことである。元来変化に動揺しやすい人たちであるので，診察室に入った時点でパニックに近い状態になっているとあらかじめ理解しておいた方がよい。最初の数分間のやり取りで，患者がどれくらいの表現力があるのか，自分の問題についてどれくらい認識しているか，抽象的な言葉での会話が可能か，メモに書いたりするなどの視覚的な補助を入れた方がよいかなどを判断し，その人に合った形に調整していく[2]。そのうえで，治療者はなるべくわかりやすく，質問の意図を明確に伝えていく必要がある。質問の内容を変える時は，「話は変わりますが，次は小学校低学年の頃の話を聞かせてください」などと

前置きしてから始める。

　初回の面接では，何よりも患者が自分の困っていること，生きづらさの内容，苦しみの程度を十分に話し，問題が明らかにされていくことが重要である。自分の苦痛が医療者に正しく伝わり，理解されたという実感が，初めの大きな心の支えになるのである。

　そのために，治療者には「患者に少し肩入れする」[1]くらいの姿勢が必要だと思う。精神科の面接には中立性が強調されることが少なくないが，発達障害をもつ患者に対しては，「よく来てくれました」と来院をねぎらい，「大変でしたね」「つらかったでしょう」「よく頑張ってきましたね」などという，気持ちを汲む共感の言葉を少し積極的に使うことが必要である。青木が述べるように[1]，冷静ではあるが，親身な第三者という治療者の姿勢が求められると思う。

Ⅱ　診断，心理教育，そして治療方針の共有

1．初診時診断

　初診時面接の最後に，「今後，何回かお会いしながら，詳しい検査を行ったのちに正式な診断をお伝えしますが」と断ったうえで，初診時面接で考えうる診断を伝える。パンフレットを用いながら，第1章で述べた「発達障害とは何か？」を簡潔に説明した後，例えば，「本日の面接における印象は，注意欠如・多動症（ADHD）の傾向が強い（あるいは軽度）と思われます。自閉スペクトラム症の傾向も同時にもっていますが，それは軽度であり，ADHDが主病態と思われます」と話し，ADHDの病態と治療について解説する。そして「薬物療法については，詳しい検査が終わった後に，一緒に考えていきましょう」と伝える。

　診断の重要なところは，発達障害の諸特徴が軽症であっても幼少時から認められ（それは原石のような核をもつ），その特徴が多少形を変えながらも連綿と現在まで続いていることを捉えることである。

2．心理教育

　詳しい検査結果が出揃った時点で，可能であれば配偶者や保護者に同席してもらい，心理教育を行う。心理教育はきわめて重要であり，一定の時間をかける必要がある。パンフレットを用い，本人，家族，保護者に対して科学的で有用な情報をわかりやすく伝える。

　初診時に行ったように，発達障害とは何かについて説明し，診断名を伝える。診断名だけではなく，その程度，そしてそれが今の生きづらさや不適応とどのように関連しているのかについてもわかりやすく説明する。さらに，心理検査の結果を詳しく伝え，どのような弱さが存在し，同時にどのような強さが備わっているのかを説明する。心理検査の結果は，詳しいレポートにして本人に渡すようにしている。

　すなわち，診断を告知することによって，本人および家族が発達障害に正しく向き合えることを目的とする。そして，その障害に対してどのような対策をし，どんな関わりをすると生きやすくなるのか，不適応が解消されるのかについて話し合う。当院でできる治療の選択肢を提示し，本人が自らの障害に向き合うモチベーションが高まるようなサポートをしていく。

　実際には，心理教育を行うだけで十分に納得して治療が終了する人も稀ではない。第5章で提示した100症例の中で，心理教育のみで終了した人は27例であり，診断してくれたことに感謝を述べる人も少なくない。

3．治療方針の共有

　心理教育の最後に，当院でできる治療の選択肢を提示し，患者の意向を十分聞いて，今後の治療について検討する。ただし，大人の発達障害の治療においては，高い有効性が証明された治療法が存在するわけではなく，治療ガイドラインが確立されているわけでもないので，治療者は自らの治療施設で提供することができ，患者の特性を考慮に入れた適切な治療方法を提示する。一方，患者には自分自身の意向を率直に伝えてもらう。その意味では，患者の好みと治療者の経験・好みといった双方の意見を意思決定に取り入れ，患者と治療者が

同等に治療方針を決定していく「意思決定共有モデルShared Decision Making Model」ということができる。

　治療の実際としては，先にも述べたように，ほとんどの受診者は「広義の適応障害」であるので，いろいろ工夫して適応の改善を目指すことになる。本人の置かれた状況は，①患者の特性が周囲との軋轢を生み，悪循環を起こしている場合，②不適応の要因はむしろ環境側の無理解や理不尽さにある場合，③客観的にはうまく適応しているように見えるが，本人の完璧さが自らを苦しめている場合など，多様である。いずれにしても，まずは環境調整である。職場の人に来てもらい本人の特性を理解してもらったり，診断書を書いて合理的配慮を依頼したりと，方法は十人十色である。以上のような環境調整を十分に行ったうえで，次に述べるような治療を行っていく。

　いずれの治療においても，治療の目標は決して症状が完全になくなることに置くのではなく，症状の改善に伴い，職場や家庭における悪循環的な不適応が好転し，症状や特徴を「自分らしさ」として折り合えるようになることに置く。

Ⅲ　二次障害の治療

　第5章で提示した100症例を見てわかるように，うつ病，双極性障害，不安障害などさまざまな疾患が併存することが発達障害の特徴である。そのような二次障害に対して適切な治療を行う必要がある。二次障害が改善することにより発達障害が目立たなくなることも少なくない。

1．うつ病

　ASDおよびADHDに最も併存する障害はうつ病である。生育歴を詳しく聞いていくと，実は児童期，青年期にうつ病に罹患していたのではないかと推察されるエピソードをもつ症例が少なくない。「中学生の時に，とくにきっかけなく1カ月ほど不登校になった」「高校生の時，1年間引きこもって留年した」などのエピソードである。また，発達障害の人に対して抗うつ薬を使用する際

には，副作用が出やすいことに注意が必要である。一般的な消化器症状の副作用（悪心，嘔吐など）も，賦活症候群activation syndrome（不安，焦燥，パニック発作，不眠，易刺激性，イライラ感，敵意，衝動性，アカシジア，躁状態，自殺念慮など）も生じやすいと考えておくべきである。以上を総合すると，発達障害に併存するうつ病の治療は，児童・青年期のうつ病に対する薬物療法に準じた治療が相応しいと考えられる。

具体的には，SSRIのセルトラリンあるいはエスシタロプラムを第1選択とする。使用量はセルトラリンであれば25mg，エスシタロプラムであれば5mgあるいは10mgから開始する。開始量も増量も「最少量から，慎重に，控えめに」を原則とする。個人的な印象では，一般の成人期のうつ病より抗うつ薬の有効性は低いと思われる。アリピプラゾールが有効である症例も少なくないという印象をもっている。また，抗ADHD薬を使用している症例に抗うつ薬を付加すると，躁転するリスクがあることを認識すべきと思われる。

2．双極性障害

100例中7例が双極性障害と診断された。一般人口と比較するときわめて高い値である。うつ病から双極性障害へ発展しやすいことも，児童・青年期うつ病と共通する特徴である。

薬物療法は一般の双極性障害に対する治療と同様である。躁病エピソードに対しては，気分安定薬としてリチウム，バルプロ酸，カルバマゼピンを，非定型抗精神病薬としてオランザピン，アリピプラゾール，クエチアピン，リスペリドンなどを使用する。双極性うつ病エピソードに対してはクエチアピン徐放錠，ルラシドン，リチウム，オランザピンを，維持療法としてはリチウム，ラモトリギン，オランザピン，クエチアピンなどを用いる。

3．不安障害

100例中，強迫性障害が4例，社交不安症が2例存在した。強迫症状も社交不安症状も発達障害の症状としても存在するため，典型的な症状を呈し，かつ診断基準を満たすもののみをあげた。薬物療法はSSRIから始めたが，SSRIが

有効であった症例は強迫性障害の2例と社交不安症の1例であった。他はアリピプラゾール，リスペリドンなどが奏効した。

　ベンゾジアゼピン系の抗不安薬は原則として使用しない。脱抑制などの問題行動を誘発しやすいからである。他院から紹介されてくる患者で，ベンゾジアゼピン系抗不安薬を処方されている場合があるが，その減薬および中止に多大な労力を要することが多い。一般的な不安の訴えには，アリピプラゾール，リスペリドンの少量が有効である印象をもっている。

4．適応障害

　上記のように，ほとんどの受診者は「広義の適応障害」であるが，ここで「適応障害」と診断した症例は，うつ状態を呈しているが，うつ病の診断基準を満たさない症例である。薬物療法としては，抗うつ薬（SSRI，SNRIなど），スルピリド（身体症状を呈する症例），非定型抗精神病薬（アリピプラゾールなど）を少量処方している場合が多い。

Ⅳ　発達障害に対する薬物療法

1．ASDに対する薬物療法

　ASDの中核症状である，①社会的コミュニケーションおよび対人的相互反応の持続的な欠陥，および②行動，興味，または活動の限定された反復的な様式，は薬物療法の標的症状とはならない。ASDの薬物療法の主な標的症状は，"challenging behavior" すなわち，本人や周囲の人たちに悪影響を及ぼし，生活の質を低下させ，社会生活への参画を阻害する行動であり，易刺激性，癇癪，攻撃性，パニック，自傷行為，興奮，破壊行動などである[4]。

　アリピプラゾールとリスペリドンは「小児期の自閉スペクトラム症に伴う易刺激性」に対する保険適応が，2017年に追加承認された。青年期，成人期のASDの易刺激性などの症状に対し，アリピプラゾールまたはリスペリドンなどを少量から開始し，適宜増量していく。この場合の増量の仕方も「最少量から，慎重に，控えめに」を原則とする。

2．ADHDに対する薬物療法

1）薬物療法を行う前に確認しておくこと

なかには抗ADHD薬が著効する症例も存在するが，児童・青年期症例と比較すると有効例は少ない。未治療期間が長かったわけだから当然である。したがって，ADHDの薬物療法に対して過度に期待すべきではない。使用するのであれば，いつまで続けるか，どのような状態になったら減量を試みるか，中止するかについて，治療方針を明確にしておく必要がある。

筆者はメチルフェニデート徐放錠は，原則として成人にはなるべく処方しないことにしている。処方するのは，第6章で提示した症例Hのような日中の過度の眠気を主訴とする睡眠障害の症例（現在5例）か，他剤が無効であった症例（現在1例）である。成人例の場合，メチルフェニデート徐放錠は一度処方すると減量がきわめて難しい薬物である。また，慎重に問診していくと，メチルフェニデート徐放錠の処方目的で受診する患者も少なくない。先に紹介した，ダニーデン・コホート研究における成人ADHD群の48％が，物質依存を併存していたことを肝に銘じておく必要がある。ダニーデン・コホート研究が示しているように，薬物療法を行わなくてもADHD症状のほとんどは青年期から成人期にかけて消失してしまうのだ。薬物療法は本当に必要なのかという根本的な疑問を，つねに頭の片隅に置いておく必要がある。

先にも述べたが，ほとんどの受診者は「広義の適応障害」と言えるので，適応障害の人に対して薬物療法だけで対抗しようとすると，必ずどこかに無理が生じるのではないだろうか。これまでの失敗に対する自戒を込めて，薬物療法開始前にすべての患者さんに次のように伝えるようにしている。「抗ADHD薬が成人に適応になってからまだ8年も経っていません。抗ADHD薬を一生服用し続けた場合にどうなるのか，脳がどのように変化するのか，まだ誰も知りません。だから症状が軽快してしばらくたった時に，減量可能か検討し，最終的には終結を目標としましょう」。

2）成人期ADHDの薬物療法アルゴリズム

現在，成人期のADHDに使用できる薬剤は精神刺激薬のメチルフェニデー

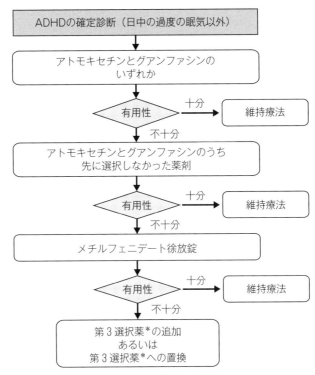

図7-1　成人期ADHDの薬物療法アルゴリズム1（私見）

抗ADHD薬の併用療法は原則として行わない

＊第3選択薬とは，リスペリドンなどの抗精神病薬，SSRIを中心とする抗うつ薬，リチウム，バルプロ酸，カルバマゼピンなどの気分安定薬などである

ト徐放錠（コンサータ®），非精神刺激薬のアトモキセチン（ストラテラ®）とグアンファシン（インチュニブ®）の3剤である。成人期ADHDの薬物療法アルゴリズムの私見を図7-1および図7-2に示した。

　まず図7-1について説明しよう。ADHDの診断が確定し，環境調整や一定の心理社会的治療を行っても改善の兆しが見られず，社会的・職業的障害が大きい場合，抗ADHD薬の服用を考慮する。日中の過度の眠気を主訴としないADHDの場合，アトモキセチンかグアンファシンのいずれかを，最少量から開始し，漸増していく。私見では，後述するようなADHDの症状によって選

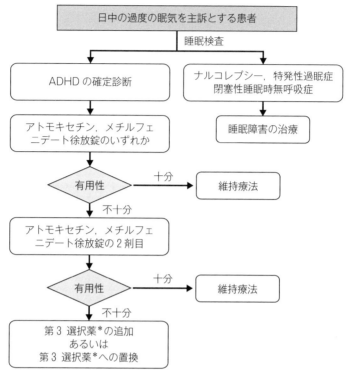

日中の過度の眠気を主訴とする患者

睡眠検査

ADHD の確定診断

ナルコレプシー，特発性過眠症
閉塞性睡眠時無呼吸症

アトモキセチン，メチルフェ
ニデート徐放錠のいずれか

睡眠障害の治療

有用性　　十分　　維持療法

不十分

アトモキセチン，メチルフェ
ニデート徐放錠の 2 剤目

有用性　　十分　　維持療法

不十分

第 3 選択薬*の追加
あるいは
第 3 選択薬*への置換

抗ADHD薬の併用療法は原則として行わない

＊第 3 選択薬とは，SSRI を中心とする抗うつ薬，リチウムなどの気分安定薬などである

図7-2　成人期ADHDの薬物療法アルゴリズム 2 （私見）

択すべきであると考えている。あるいは，副作用の内容，その強さによって選択が行われる。

　1剤目の有効性が不十分であった場合，先に選択しなかった薬剤に変更する。さらにその効果も不十分だった場合に，初めてメチルフェニデート徐放錠を試みる。それでも効果が不十分の場合，第 3 選択薬の追加あるいは第 3 選択薬への置換を行う。第 3 選択薬とは，リスペリドンなどの抗精神病薬，SSRIを中心とする抗うつ薬，リチウム，バルプロ酸，カルバマゼピンなどの気分安定薬をさす。第 3 選択薬を考えるということは，診断の適否，併存障害の検

討，環境要因の再検討などを，今一度考慮する必要があるということである。また，筆者は抗ADHD薬の併用療法は行わないことにしている。なぜなら，抗ADHD薬の併用療法が有効であるというエビデンスもなく，併用によって生じる副作用などの不利益についても不明だからである。

次に図7-2について説明する。日中の過度の眠気を主訴とする患者の場合，まず睡眠検査を行って診断を確定する。ナルコレプシー，特発性過眠症，閉塞性睡眠時無呼吸症と診断が確定したら睡眠障害の治療を行う。これらの診断は明確なので診断に迷うことは少ない。

日中の過度の眠気の原因がADHDであると診断が確定した場合，アトモキセチンかメチルフェニデート徐放錠のいずれかを最少量から開始し，漸増していく。筆者は，まずアトモキセチンを使用してみることが多い。1剤目の有効性が不十分であった場合，もう1つの薬剤に変更する。さらにその効果も不十分だった場合は，第3選択薬の追加あるいは第3選択薬への置換を行う。この場合の第3選択薬とは，SSRIを中心とする抗うつ薬，リチウムなどの気分安定薬をさす。うつ病あるいは双極性障害に起因する過眠の可能性を検討するためである。言うまでもなく，抗ADHD薬の併用療法は行わない。

3）各病態に対する抗ADHD薬の選択基準

まず副作用による使用制限を考慮すべきである。メチルフェニデート徐放錠はチックを悪化させる可能性があることから，運動性チック，トゥレット症候群をもつ患者およびその既往歴，家族歴をもつ患者には使用しない。また，メチルフェニデート徐放錠は依存性リスクを有するため，物質乱用・依存の既往歴，家族歴をもつ患者には使用しないことは言うまでもない。アトモキセチンは悪心・嘔吐，腹痛，食欲不振などが最も出現しやすいため，症状が強く出る人には使用を考慮しなければならない。グアンファシンは房室ブロックおよび妊婦には禁忌である。また低血圧，眠気，頭痛などが出現しやすいので，症状が強く出現する場合は使用を考慮すべきである。

次に，効果からみた選択基準を考えてみたい（図7-3）[14]。メチルフェニデート徐放錠は，ADHDの中核症状である不注意，多動性，衝動性に広く有効性をもつ。日中の過度の眠気を訴えるADHDにもとても有効である。だか

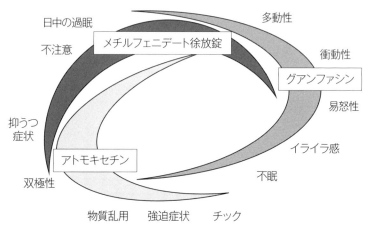

図7-3　各病態に対する抗ADHD薬の選択基準
（高橋，2020[14]）を著者一部改変）

ら，治療者としてはつい処方してみたくなる薬物なのである。社会的・職業的障害がきわめて大きい最重症例に対して，最後の一手として残しておく方がいいのではないかというのが私の考えである。アトモキセチンは不注意症状にとくに有効である。多動性，衝動性にも有効であるが他剤と比較するとやや効果は低い。日中の眠気に対しても有効例は多い。また，不適応を起こしてやや抑うつ状態を呈していたり，気分が不安定になっている症例に有効であると思われる。グアンファシンは多動性，衝動性，易怒性，イライラ感に対して有効である。症例Fのような著効例も存在する。グアンファシンの出現によって，メチルフェニデート徐放錠を使用する必要がなくなった事例は多い。また，副作用としての眠気が不眠を呈する症例に有効な場合がある。グアンファシンが成人例にも保険適応が可能なのはわが国のみであるため，成人例でのエビデンスを蓄積する必要がある。

　また，メチルフェニデート徐放錠の使用に際して，2019年12月より，適正使用のために患者情報をADHD適正流通管理システムに登録することが必要になった。このことをきっかけに，これまでメチルフェニデート徐放錠を服用していた患者すべてと薬物療法について話し合うことができた。これを機に，①

メチルフェニデート徐放錠をやめる者，②他の抗ADHD薬へ変更する者，③このままメチルフェニデート徐放錠を継続する者に分かれた。その結果，メチルフェニデート徐放錠を継続する患者はかなり減り，現在筆者がメチルフェニデート徐放錠を処方しているのはわずか6名となったのである。

V　発達障害に対する精神療法

1.「人生の解説者」としての支持的精神療法

　一般的な精神科外来通院治療が適応の人たちも少なくない。薬物療法と支持的精神療法を行いながら，これまでの生きづらさに耳を傾け，必要なアドバイスを行っていく。その際の治療者の役割は，村上が指摘するような「人生の解説者」[9] が最も適切だと思う。どのような解説を行うかというと，決して難しい事柄を扱う必要はないと村上は言う。例えば，「さっき頼んだ仕事は適当にやっておいて」と上司に言われたが，その「適当」がどういうことかわからなくて本人は苦しんでいたりする。状況からわかるなら解説してあげたり，上司に尋ねてみるよう勧めたりする。あるいは友達に「バカだなあ。教えてあげるよ」と言われた「バカ」という言葉が頭から離れずに苦しんでいる人もいる。それが親しみの表現であることを知らないのである。そこをわかりやすく解説してあげるのである。

　筆者が患者から指摘されて気をつけていることは，「調子はどうですか」という漠然とした質問を安易にしないことである。これまでの一般の精神科外来では平均1人10分間ほどの診察であり，最初に「調子はどうですか」と聞くことが多かったと思う。多くの患者さんは「変わりありません」と答えるので，その後いくつか質問して，最後に「それでは，また2週間後に」と告げて終了していた。なんていい加減な診察をしているのかと驚かれる人がいるかもしれないが，これが実情だった（ごめんなさい）。

　「大人の発達障害外来」を始めてから，何人かの方に「調子はどうかと言われても，この2週間のいつのことを言えばいいのですか。毎日調子は変わるし，1日の中でも変わる。仕事上の調子なのか，家庭での調子なのかもわから

ない」とお叱りを受けた。そう言われてみると，これまでの患者さんの中にも「調子はどうですか」と聞かれて，答えにくそうにしていた人が何人かいたなと思い出されていたく反省をした。その人たちにとって外来診察は，苦しみと困難を与える場になっていたのかもしれない。

　それ以来，その人に合った問いかけを考えるようになった。「この間の案件はどうなりました」「雨が降っていますが，ご気分はどうですか」などさまざまある。わからなければ，どんな話しかけから始めたらよいかを本人に直接聞けばよい。とくにない場合は，「この２週間で何か困ったこと，あるいは良かったことがあれば１つ」と言うことにしている。困ったことには一緒に考えたり一緒に悩んで，可能な範囲でアドバイスする。良かったことは褒め称えてともに喜ぶわけである。もちろん，「調子はどうですか」の方がよい人に対しては同じ質問を続けている。

２．臨床心理士によるカウンセリング・個人認知行動療法

　当院では臨床心理士によるカウンセリングあるいは個人認知行動療法を行っている。患者の希望に応じてカウンセリングか認知行動療法が行われる。小学生や中学生であれば，絵画療法や箱庭療法が行われることもある。ただし，カウンセリングは回数あるいは期間を限定することにしている。認知行動療法は後述するように，集団認知行動療法を行っているため，可能な限り集団認知行動療法に参加してもらう。効率においても有効性においても，１対１の治療より集団認知行動療法の方が優れていると実感している。

VI　発達障害に対するリハビリテーション①
──従来の外来作業療法・デイケアの利用

　従来から行われている，統合失調症やうつ病の方のための外来作業療法やデイケアのプログラムに自然に適応していく人も少なくない。発達障害をもつ人の参加が増えてくるにつれて，発達障害独自のプログラムも検討中であるが，現在のところは従来から行われているプログラムに適応してもらうことを目的としている。当院の外来作業療法とデイケア（ショートケアとデイケア）を以

表7-1　作業療法週間スケジュール

	午　前	午　後
月	手工芸（1）：手芸・工作・革細工 エクササイズ	絵画 外来調理クラブ
火	スポーツ ペン習字	音将会（音楽・将棋）
水	絵画 手工芸（2）：陶芸・切り絵	こころのレッスン （うつ病編・統合失調症編）
木	手工芸（1）：手芸・工作・革細工 脳トレクラブ アクティブ・スポーツ	ゲーム
金	スポーツ ペン習字	外来ほっとクラブ

下に紹介する。

1．外来作業療法

　外来作業療法とは，運動，手工芸，生活技能などの活動を通して，気分転換や自信の回復を図ったり，憩いの場となったり，生活のしづらさを共に考えたりして，その人らしい生活を支援するリハビリテーション活動である。当院の作業療法の週間スケジュールを表7-1に示した。外来患者単独の種目も，外来患者・入院患者合同の種目もある。

1）身体を動かしたい人のための「運動系プログラム」

　「スポーツ」「アクティブ・スポーツ」（卓球やゲートボール，エクササイズグッズなどを用いたスポーツ），「エクササイズ」（ストレッチ・ダンベル体操・音楽に合わせたエアロビクスなど）があり，体力をつけたい方・ダイエットを始めたい方におすすめである。

2）1人で集中する時間を作りたい人のための「物作り系プログラム」

　「手工芸」としての手芸，工作，革細工，プラモデル制作，陶芸，切り絵，ペン習字など，物作り（創作）を中心とした活動である。1人で集中する時間

を作りたい方におすすめである。

3）交流がしたい人のための「余暇系プログラム」

麻雀やトランプ等の「ゲーム」・将棋と音楽鑑賞の「音将会」がある。お茶を飲みながら雑談や趣味活動を行う外来専用の「外来ほっとクラブ」もある。趣味活動を通じて，仲間とゆっくりと過ごすことを目的としている。

4）今の生活を見直したい人・病気への理解を深めたい人のための「学習系プログラム」

今の生活を見直したい方には，認知機能をトレーニングする「脳トレクラブ」や「外来調理クラブ」がある。また，病気への理解を深めたい方には，症状の改善や再発予防を目的とした「こころのレッスン」という心理教育を行っている。病気の理解・ストレスとの付き合い方・薬についてなどをテーマとして，作業療法士・薬剤師・臨床心理士・精神保健福祉士などの専門職種が分担して行っている。

2．デイケア・ショートケア

デイケア・ショートケアは，外来通院している方々が，対人関係などの社会生活に必要な技能の回復，向上を目指す場所である。時間軸に沿った1日のプログラムを図7-4に示す。ショートケアは午前か午後の3時間，デイケアは朝から夕方までの6時間行われる。曜日によっては，夕食をとった後，活動を行い風呂に入ってミーティングして帰るという「ナイトケア」も行っている。プログラムの内容を以下に紹介する。

1）運動系プログラム

室内スポーツ（主に卓球），リハビリ体操（体幹トレーニングや棒体操など）を室内で行う。病院近隣ではウォーキング，パークゴルフ，ボウリングなどを行っている。また，札幌市精神障害者家族連合会（NPO法人）主催の市内の大会に向けて，ソフトボール（夏から秋）とソフトバレー（秋から春）が精力的に行われる。

2）創作活動系プログラム

陶芸，木工などの本格的な創作や，ビーズでのアクセサリー作りや編み物な

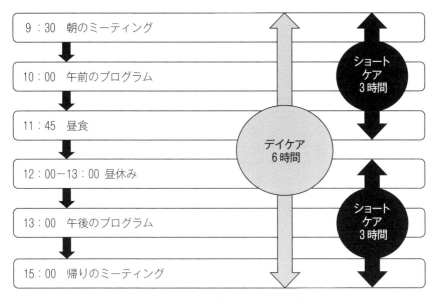

9：30　朝のミーティング		ショート ケア 3時間
10：00　午前のプログラム		
11：45　昼食	デイケア 6時間	
12：00−13：00　昼休み		
13：00　午後のプログラム		ショート ケア 3時間
15：00　帰りのミーティング		

図7-4　デイケアの時間軸に沿ったプログラム

どの手芸を中心とした創作活動を行っている。最近は，「ハンドメイドクラブ」
（レジン・スクラッチアート，お菓子作りなど）や「絵手紙＆ちぎり絵クラブ」
などができている。

3）趣味・余暇活動系プログラム

　趣味としては，ゲーム（カードゲーム，ボードゲームなど），カラオケ，書
道，音楽グループ（バンド形式の合奏が中心）を行っている。料理としては，
調理，お菓子作り，スムージーの会などを行っている。余暇活動としては，
「午後のGO！」という活動で１人では行く気になれないような場所へ皆で出か
けたり，「ゆったりアロマ」というアロマオイルを使用して物作りや香りやお
しゃべりを楽しんでいる。また，スタッフと広報委員がデイケアの広報誌を作
成している。

4）教養・心理教育系プログラム

　「WSMグループ」は，Wellness Self-Management（健康自己管理プログラ
ム）の略であり，テキストを用いながら自分の病気に対する理解や対処法を学

習するグループである。「スッキリこころの個人塾」は，臨床心理士とノートのやり取りを通じて日ごろの悩みや聞いてほしいことなどをやり取りする活動である。認知行動療法に基づいて行っている。「やわらかこころ塾」は，シナプソロジーという活動による，「2つのことを同時に行う」「左右で違う動きをする」といった運動を用いて，楽しく脳を活性化させるプログラムを行っている。「脳トレ・トライ！」は，皆で脳トレを行うグループである。後者2つは，後述する「認知リハビリテーション」の練習段階として位置付けている。

5）就労系プログラム

「喫茶クラブ」は，デイケア内で模擬喫茶を行っており，挨拶や各種飲み物の準備の方法の理解，衛生面などを学ぶものである。「PCクラブ」はパソコンを用いて，電源の起動の方法から，基本的なビジネスソフトの使用方法を学び，就労に必要とされる技術の向上を目指している。「仕事ミーティング」は就労や復職を目的とした利用者のグループである。就労に必要なビジネスマナーや面接の練習など，各種スキルの向上を目指している。

Ⅶ　発達障害に対するリハビリテーション②
——集団認知行動療法

モチベーションが高く，従来のものに満足できない方には，発達障害を抱える仲間やスタッフとのコミュニケーションを通じて，自己の特性を理解し，日常生活での工夫について考えるという，社会性やコミュニケーションスキルの向上を目指すような発達障害の課題に沿ったプログラムも行われている。

当院では，「こころのスキルアップトレーニング」（以下「ここトレ」）[12]という集団認知行動療法を行っており，患者にはとても好評である。病院のホームページに簡単に紹介してあるので，これに参加することを目的に「大人の発達障害外来」を受診する人も少なくない。

集団認知行動療法を始める際に，プログラムの内容および目的を，①発達障害の特性に焦点を当てて，対人関係の技能やコミュニケーションスキルの向上を目的とするか，②うつ症状を伴う適応障害を呈している患者が多いため，「うつ」に焦点を当てた集団認知行動療法とするかの2つの方法が提案された。

表7-2 「こころのスキルアップトレーニング」メンバーの1例

1	男性：18歳	ASD，ADHD，うつ病
2	女性：18歳	ASD，ADHD，双極性障害
3	男性：20歳	ADHD，ASD，うつ病
4	女性：22歳	ASD，適応障害
5	女性：25歳	うつ病
6	男性：39歳	ASD，ADHD，双極性障害
7	男性：40歳	ADHD，うつ病
8	女性：46歳	ASD，双極性障害
9	男性：47歳	うつ病
10	男性：52歳	ASD，ADHD，適応障害

　参加予定者にも意見を聞いたところ，ほとんどの人が，②「うつ」に焦点を当てた集団認知行動療法を希望した。そこで，基本は「うつ」に焦点を当てた集団認知行動療法とし，その中に対人関係の技能やコミュニケーションスキルの向上に関連したテーマを取り入れていくこととした。

　表7-2には，ある時期に行われた「ここトレ」メンバーの1例をあげた。高校生から52歳の男性まで年齢はさまざまであったが，老若男女が揃うことがお互いの刺激になってとても効果的に働いた。また，発達障害をもたないうつ病のみの方が2名参加していることが特徴である。この2人は，「ここトレ」が発達障害の人たちの集団認知行動療法であることを理解したうえで，復職のために是非と参加を希望した方々である。ある方向に意見が偏りすぎた時に，修正してくれる常識的なバランス力がきわめて有効に作用したと思われた。その内容を以下に紹介する。

1.「うつ」に対する集団認知行動療法「ここトレ」

　プログラムは毎週金曜日15：30〜17：00までの90分間で，全10回が行われる。担当スタッフは，精神科医（筆者）1名，臨床心理士3名，作業療法士1

表7-3　こころのスキルアップトレーニング・プログラム

第1回	「こころのスキルアップトレーニング」の説明
第2回	「うつ」を知ろう
第3回	自分の「考え方のくせ」を知ろう
第4回	自分の「気分」に注目しよう
第5回	状況・思考・気分の関連を考えてみよう
第6回	バランスのよい考え方をしよう
第7回	自分の思考記録表をつけてみよう
第8回	問題解決能力を高めよう
第9回	日々の生活を活性化していこう
第10回	自分を伝え，相手の気持ちを知ろう（アサーショントレーニング）

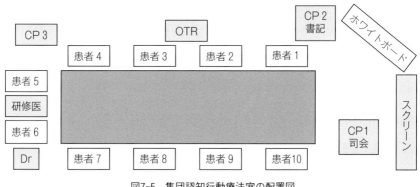

図7-5　集団認知行動療法室の配置図

名の5名が固定スタッフで，そこに不定期で研修医1～2名が加わった。プログラムの内容は，表7-3に示したようなテーマで行われる。第1回目と2回目の司会は精神科医（筆者）が行うが，他のセッションは各スタッフが2回ずつ司会を交代で行う。すべてのスタッフがどのセッションの司会もできるように準備した。集団認知行動療法室の配置図を図7-5に示した。

　1つのセッションの流れは，以下の通りである。

(1) **1週間の出来事紹介**：この1週間の中で「良かったこと，あるいは困ったことを1つ」をメンバーとスタッフ全員が発表する。初めはみな緊張しながら話すが，途中からは「落ち」を考えてくるメンバーやユーモアあふれる内容が多くなっていく。

(2) **ウォーミングアップ**：作業療法士がリーダーとなって緊張をほぐす運動や頭の体操を行う。

(3) **今日のアジェンダの説明**：あらかじめホワイトボードに今日のアジェンダを掲示しておき，今回のセッションの流れを説明する。

(4) **グループワークの講義**：1つのセッションで1つのグループワークを行う。まず司会者が今日のグループワークの内容をスライドを用いて説明する。スライド資料はあらかじめ参加者に配布しておく。

(5) **休憩**：のんびり過ごす人もいれば，グループワークの資料を確認する人もいる。

(6) **ワークおよび発表**：今日のテーマをワークシートに記入する。なかなか書けない人に対してはスタッフがフォローする。2～3人にワークの内容を発表してもらい，それを認知行動療法のモデルに当てはめて整理する。それに対して参加者の意見を聞く。

(7) **今日の感想**：今日の感想を自由に述べてもらう。全員が発言できるように工夫する。

各セッションの内容を以下に解説する。

1）「ここトレ」の説明

第1回目は「ここトレ」（集団認知行動療法）の説明を行う。

(1) **自己紹介**：第1回目は参加者およびスタッフ全員が自己紹介を行う。

(2) **プログラムの解説**：グループの目的，構造，約束事，内容などを説明し，メンバーと共有する。それによって，グループ参加へのモチベーションを高める。

(3) **講義**：認知行動療法のモデルの解説を行う。具体的に例をあげて（例えば，街を歩いていたら偶然友達に出会った。ところがその友達は私には目もくれず，挨拶もせずに通り過ぎてしまった），どのような考えが浮かぶ

とどんな気分になるかを解説する。

(4) **ワークおよび発表**：ある状況をテーマとして（例えば，あなたが自己紹介をしている時，1人の参加者が席を立って部屋の外に出て行ってしまった。あなたはどう思うか），どう考えるとどんな気分になるかをワークシートに記載してもらい，何人かに発表してもらう。それに対して他の参加者の意見を聞く。

　第1回目は，自己紹介の段階で誰が積極的に発言できるかを把握しておき，その人を指名して発言を促していく。ここで，どう考えてどんな気分になるかは，人によっていろいろ分かれるところである。発達障害傾向が強く出る人もいる。それを聞いて「そう考えるのか」と驚くうつ病の人もいる。

(5) **今日の感想**：参加者全員およびスタッフに今日の感想を話してもらう。

2）「うつ」を知ろう

第2回目のセッションでは，「うつ病」について解説し，簡易抑うつ症状尺度（QIDS-J）[3, 13]を用いて現在の自分のうつの状態について自己評価してみる。

(1) **最近1週間の紹介**：最近1週間の「良かったこと，あるいは困ったこと」を紹介する。

(2) **講義**：スライドを用いてうつ病の解説を行う。

(3) **ワークおよび発表**：QIDS-Jを用いてうつ状態の自己評価を行い，自分の点数についての感想を述べてもらう（以後毎回，セッションの始まる前に各自でQIDS-Jをチェックする）。

(4) **認知行動療法DVDの視聴**：認知行動療法DVD（大野裕監修：うつ病に対する認知療法的アプローチ）[11]を視聴し感想を述べあう。

　ここでも感想は人によってさまざまであり，感心したり驚いたりの体験ができる。例えば，あるグループでは，「こんなDVDは医者の研修用だから，医者の立場で語られている。何の参考にもならない」と腹を立てる人がいたが，「なるほど，医者はこんなことを考えて治療していたんだ」という意見でバランスをとってくれる人もいる。また「大野先生の方言が気

になって内容がまったく頭に入ってこなかった」という意見には同調者が多く,「どこの方言だろう」と盛り上がったりするのである。

(5) **今日の感想**：参加者全員およびスタッフに今日の感想を話してもらう。

3）自分の「考え方のくせ」を知ろう

第3回目のセッションでは，うつ状態の心の仕組み（悪循環に陥るパターン）を認識し，「うつの思考10パターン」を解説し，陥りがちな「考え方のくせ」について振り返る。

(1) **最近1週間の紹介**：最近1週間の「良かったこと，あるいは困ったこと」を紹介する。

(2) **講義**：うつ状態の心の仕組みとして「気分が落ち込むと考え方は悲観的になり，考え方が悲観的になるとますます気分が落ち込んでいくという悪循環に陥るパターン」を認識する。そして，「うつの思考10パターン」をなるべくわかりやすい例を用いて解説する。

(3) **ワークおよび発表**：「考え方のくせを知るテスト」[10]を行い，各項目の得点を算出しチャートに記入することで，自分の認知の傾向を視覚的に確認してもらう。そして，自分に当てはまる思考パターンをワークシートに記入して，何人かに発表してもらい，それに対して皆の意見を聞く。何クールか施行して気づいたことは，「うつの思考10パターン」は，まさに「ASDの思考パターン」と置き換えてよいということである。例えば，恣意的推論（証拠もないのにネガティブな結論を出す），選択的注目（良い面は見えず，些細な悪い面だけを見る），過度の一般化（わずかの悪いことから，すべてのことを結論づける），拡大解釈と過小評価（自分の欠点や失敗は大きく捉え，長所や成功は小さく考える），自分自身への関連づけ（自分に無関係なネガティブなことも自分のせいにする），全か無か思考（物事に白黒をつけないと気がすまない完全主義）などの思考パターンはASDの思考パターンにきわめて近い。これらは強迫性，自己評価の低さ，および文脈の読みまちがえと言い換えることもできる。

(4) **今日の感想**：参加者全員およびスタッフに今日の感想を話してもらう。

４）自分の「気分」に注目しよう

第４回目のセッションでは，自分の「気分」に注目し，認識していく。「ある状況で自分がどのような気分をどの程度感じていたのか」を数値（0〜100％）で表現できるように練習していく。

(1) **最近１週間の紹介**：最近１週間の「良いこと，あるいは困ったこと」を紹介する。

(2) **講義**：気分にはさまざまなレパートリーがあることを解説し，具体的な気分（例えば，「憂うつ」「不安」「怒り」「罪悪感」「困惑」など30個くらい）をあげておく。

(3) **ワークおよび発表**：さまざまな状況を提示し，その時に「あなたならどのような気分・感情をどの程度（％）感じるか」をワークシートに記入してもらう。それを何人かに発表してもらい，それに対して皆の意見を聞く。

　ここでも，さまざまなエピソードがもち上がる。ワークシートに記載されている「さまざまな状況」が，「息子が事故で亡くなる」「彼女に裏切られる」「学校でいじめられる」などの悲惨な状況ばかりなので，１人の男性が「あまりにもひどい状況ばかりで，胸が苦しくなり絶望感がわいてきた」と述べたところ，皆も「本当にひどい内容ばかりだ」と同調した。そこで司会者は一旦休憩をとって，スタッフで検討した。その結果，ワークシートを最後まで行うことはやめて，次回（第５回）に行う予定の「状況・思考・気分の関連を考えてみよう」のスライドを用いて，その男性に「絶望感を感じた時に，どんな考えが浮かびましたか」と問いかけて，自動思考を考えてもらったのである。その男性が的確に反応したことが奏効して，その男性にも他の参加者にも状況・思考・気分の関連が，実際の出来事を通して理解されることになった。危機的な状況が回避され，次回の貴重な予習にもなったわけである。司会者の臨機応変さが重要であることを痛感した出来事であった。

(4) **今日の感想**：参加者全員およびスタッフに今日の感想を話してもらう。

5）状況・思考・気分の関連を考えてみよう

第5回目のセッションでは，体験を5つの領域で捉える練習をする。5つの領域とは，「状況」「思考」「気分」「行動」「身体反応」である。それらが相互に反応しあって現在の状況全体を形作っていることを理解する。

(1) **最近1週間の紹介**：最近1週間の「良かったこと，あるいは困ったこと」を紹介する。

(2) **講義**：同じ体験（状況）をしても，それをどのように捉え，考えるかで，その時に感じる気分はずいぶん異なること，同時に行動や身体反応も違ってくることを解説する。

(3) **ワークおよび発表**：気分が大きく動揺したり，気持ちが落ち込んだりした状況を思い出してもらい，その際の気分や自動思考を書き出すワークを行う。すなわち，「出来事」「とっさに浮かんだ考え（自動思考）」「気分（％）」の3つのコラムに当てはめて整理する。

5回目になると，場の緊張も緩み，積極的な発言が多くなる。そこで，スタッフが今まで発言してこなかった人のサポートに入って，発言を促してみる。それに対して，他の参加者の意見を聞くようにする。事実を見つめ，考え方をしなやかに，柔らかくすると，気分が軽くなり，ストレスが和らぐことを感じてもらう。それが次のセッションのテーマ「バランスのよい考え方をしよう」につながっていく。

(4) **今日の感想**：参加者全員およびスタッフに今日の感想を話してもらう。

6）バランスのよい考え方をしよう

第6回目は，気分が動揺した時にどのようにバランスのよい考え方に切り替えられるかを学ぶ。最後に思考記録表を作成するワークを行い，皆で話し合うことを目標とする。

(1) **最近1週間の紹介**：最近1週間の「良かったこと，あるいは困ったこと」を紹介する。

(2) **講義**：バランスのよい考え方に切り替えるために，3つのアプローチ「事実に基づいて考える」「認知の偏りに注目する」「視点を変えてみる」があることを説明する。そして，思考記録表の書き方を解説する。

(3) **ワークおよび発表**：最近の出来事の中で，気分が大きく動揺したり，気持ちが落ち込んだりした状況をとり上げて，思考記録表を作成するワークを行う。その後，参加者にワークシートの内容を発表してもらい，皆の意見を聞く。

とくに，「反証」をあげる際には，他の参加者にも広く意見を聞き，スタッフも真剣に「反証」を考えて発言する。第6回目頃にはメンバーもかなり慣れて，率直な意見が交わされる。スタッフも平凡な意見を言えば，参加者の冷たい視線を浴びることになるため，必死で考えるのである。

(4) **今日の感想**：参加者全員およびスタッフに今日の感想を話してもらう。

7）自分の思考記録表をつけてみよう

第7回目は，前回の続きであり，自分の思考記録表を作成し，真にバランスのよい考え方を考える。参加者およびスタッフが協力してさまざまな視点から反証を考えていく。

(1) **最近1週間の紹介**：最近1週間の「良かったこと，あるいは困ったこと」を紹介する。

(2) **講義**：思考記録表の書き方を復習する。とくに，「反証」の導き方を重点的に解説する。反証のコツとして，「自動思考と矛盾する事実はないだろうか」「親友が同じことで悩んでいたら，何とアドバイスするだろうか」「尊敬するA先生であれば，何とアドバイスしてくれるだろう」などと考えるとよいことを解説する。

(3) **ワークおよび発表**：各参加者が自分の思考記録表を作成する。スタッフは各参加者の思考記録表を見ながら，補足的に解説を加える。早くできた人は，その他の状況の思考記録表も考えてもらう。その後，何人かに発表してもらう。反証をあげる際には，他の参加者およびスタッフからさまざまな意見を出してもらい，違う視点からの考え方を皆で検討していく。

ここで重要なことは，思考記録表を作成することを目標にしすぎないことである。いくら教科書的な思考記録表を作っても，実際の場面で役立たないと意味はない。重要なことは，「いかに状況を客観的に見つめ直し，本当にいま自分ができることに一歩踏み出す勇気が出るような考え方がで

きるか」ということである。

(4) **今日の感想**：参加者全員およびスタッフに今日の感想を話してもらう。

8）問題解決能力を高めよう

第8回目は，問題解決技法を学ぶことを目標とする。現在抱えている問題を整理し，解決策を出すために，問題解決策リストを作成する。そして，現実的で具体的な行動計画を立てるために，アクションプランを作成する。

(1) **最近1週間の紹介**：最近1週間の「良かったこと，あるいは困ったこと」を紹介する。

(2) **講義**：問題解決策リストを以下のように立てる。①問題の明確化：現在抱えている問題を明らかにする（例えば，主治医に自分の状態をうまく伝えられなくて，いつも不消化なまま診察を終える），②ブレインストーミング：どんな解決策があるか，できるだけたくさんあげてみる（睡眠覚醒リズム表をつけて問題点を記載する，あらかじめ伝えたいことをメモしておく，友人に相談する，主治医を替える，諦めるなど），③解決策の長所と短所：それぞれの解決策の長所と短所，実現可能性などを検討する，④解決策の決定：「あらかじめ伝えたいことをメモしておく」に決定，⑤実行する：案外うまくいった，主治医にもメモのことを伝えることができた，⑥振り返り：問題解決策リストに沿って実行してみたら，意外にうまくいき自信になった。

(3) **ワークおよび発表**：各メンバーに問題解決策リストを作成してもらう。スタッフは各メンバーのワークシートを見ながら，補足的に解説を加えたり，アドバイスする。2〜3人にワークシートの内容を発表してもらう。ブレインストーミングでは，さまざまなアイデアを他の参加者から提示してもらう。その中で，本人が最も適切であり，実現可能な解決策を決定する。次回までに決定した内容をできる範囲で予行演習をしてみる（ホームワーク）。

(4) **今日の感想**：参加者全員およびスタッフに今日の感想を話してもらう。

9）日々の行動を活性化していこう

第9回目は，自分の生活パターンや活動状況を振り返り，行動を活性化して

いくためにアクションプランを作成する。

(1) **最近1週間の紹介**：最近1週間の「良かったこと，あるいは困ったこと」を紹介する。それに加えて，ホームワークについて各自報告する。

(2) **講義**：アクションプランの立て方を解説する。まず，「目標設定」を行い，「アクションプラン」を立て，「開始時期」を設定し，「予想される問題」を検討し，「問題を乗り越える対処法」をできるだけ多く考え，「達成仮説」として，喜び，達成感，成功確率を考える。

(3) **ワークおよび発表**：各メンバーにアクションプランを作成してもらう。スタッフは各メンバーのワークシートを見ながら，補足的に解説を加えたり，アドバイスする。数人にアクションプランの内容を発表してもらう。

　例えば，ある男性が職場復帰に向けて必要な体力をつけるという「目標設定」を行い，毎日午前中に散歩するという「アクションプラン」を立て，「開始時期」は明日の午前10：00とした。「予想される問題」としては，朝起きることができない可能性，雪が降っていたら諦めてしまう可能性をあげた。「問題を乗り越える対処法」についてはやや曖昧であったため，グループ全体でブレインストーミングを行った。「散歩する場所や時間を具体的に決めた方がよい」「毎日同じ場所だと飽きてしまうので，いくつかの場所を考える必要がある」などの常識的な意見が出た後，1人の高校生（女性）が，「本当に復職する気があるのなら，毎日会社まで行って，近くの喫茶店でコーヒーでも飲んで帰ってくればいいんじゃないですか」と，なかなか言いにくいが本質を突く意見を述べた。一瞬グループ全体に軽い緊張が走ったが，本人が「それができたら，本当に復職は近いですね」と述べて，思い切ってその案を採用したのである。後日の診察で，彼は「自分の娘と同年代の高校生にビシッと言われて，本当に目が覚めた印象でした」と振り返っていた。

(4) **今日の感想**：参加者全員およびスタッフに今日の感想を話してもらう。また，各自のアクションプランをホームワークとして次回発表してもらうこととした。

10）自分を伝え，相手の気持ちを知ろう（アサーショントレーニング）

自己表現の３つのパターン（攻撃的，非主張的，アサーティブ）について解説する。事例をあげて，アサーティブな自己表現ができるコツ（DESC法）を習得する。

(1) **最近１週間の紹介**：前回のホームワークについて各自紹介する。

(2) **講義**：事例をあげて，攻撃的な自己表現の例，非主張的な自己表現の例，アサーティブな自己表現の例を提示する。DESC法（Describe：状況を客観的に描写する，Explain，Express：自分の気持ちを説明する，Specify：提案をする，Choose：選択する）を説明する。

(3) **ワークおよび発表**：実際に自分が経験したストレスフルな場面を，アサーショントレーニングシートに記載し，DESC法にしたがって，どのように伝えたらよかったのか検討する。この時，「自分は何を伝えたいのか？」「どのように表現したいのか？」を認識しておく必要がある。何人かに実例を提示してもらい，皆で検討する。

初めて「ここトレ」を始めた時，次のような例をあげた。状況「仕事の締切が近づいてきた時，仕事が遅いと上司に一方的に怒鳴られた」，攻撃的表現「そんな言い方はないでしょう。準備はできているし，締切までに仕上げればいいのでしょう」，非主張的表現「申し訳ありませんと弱々しく言って黙り込む」，アサーティブな表現「仕事が遅くて申し訳ありません。お怒りはわかりますが，準備はできていますし，締切には必ず間に合います。もう少し待っていただけないでしょうか」という事例である。このアサーティブな表現に対して，メンバーから批判が噴出した。「なぜ謝らなければならないの？」「本人が何を考えているかわからない」「こんなことを言って，上司がどう感じるかがわからない」などである。確かに，発達障害傾向のある人には，ご機嫌とりの「仕事が遅くて申し訳ありません」や，相手の気持ちを尊重した「お怒りはわかりますが」などは，混乱を招くだけであると痛感した。

そこで，DESC法を説明し，それにしたがってアサーティブな表現を考えることにした。D：「仕事が遅いと心配されたかもしれませんが」，E：

「準備はできていますし，締切には間に合います」，S：「締切当日の朝までには提出しますが，よろしいですか」，C：「それとも，前日の夕方までに提出しましょうか」としたところ，わかりやすいと好評であったため，それ以降は，初めからDESC法を解説して，それに当てはめて考えるようにしたのである。

(4) **最後の感想**：全セッションの感想，意見，変わったことなどを発表してもらう。

(5) **修了証書**：全員に修了証書を授与する。テキストは持ち帰ってもらい，今後の参考にしていただく。

2．「ここトレ」の手ごたえ

「ここトレ」という集団認知行動療法を何クールか経験し，そのほとんどのセッションにスタッフとして参加した印象を述べてみたい。

1）発達障害をもつ人を多面的に見る

「ここトレ」に参加してみて，自分が診察室では患者のある一面しか見ていなかったことを痛感させられた。診察室では，一般に患者は困ったことや悩んでいることを話し，治療者もそれを一緒に考えたり，アドバイスしたりすることが多い。つまり患者の負の側面をいつも見ている。「ここトレ」では，患者のポジティブで健康的な側面を知ることができる。集団の中でこんなに積極的に発言できるのか，このような気遣いができるのか，こんなユーモアの感覚があったのかなど，患者の自然な日常を垣間見ることができる。

逆に，患者からも「先生，いつもと雰囲気が違いますね」と驚かれる。診察室では白衣を，「ここトレ」では私服を着ていることもあるが，筆者が皆と気軽に雑談する姿を初めて見る機会でもあったのだろう。患者としても，治療者の自然な日常を垣間見たのかもしれない。「ここトレ」を経験した患者は，その後の診察室での話の内容が大きく変化する。身近な相談者として治療者をとらえ，よりビビッドで生活に根差した話題が多くなるのである。

2）発達障害の治療ではなく，適応障害への支援と考える

「ここトレ」に参加した研修医は，「皆さん，相手の話をきちんと聞き，自分

の意見も的確に述べることができ，むしろとても仲がよく，コミュニケーションに問題がある人にはまったく見えなかった」という感想を述べることが多い。実際に100例の臨床例の中にも，就職したり，部署が変わったりした後に不適応を呈して来院した人が少なくなった。すなわち，彼らは不適応を呈する前までは，大きな生活上の障害は起こしていないのである。

　先にも述べたように，「ここトレ」を立ち上げる際に，プログラムの内容および目的を，①発達障害の特性に焦点を当てて，対人関係の技能やコミュニケーションスキルの向上を目的とするか，②うつ症状を伴う適応障害を呈している患者が多いため，「うつ」に焦点を当てた集団認知行動療法とするかの2つの方法が検討された。すなわち，本人の病理に焦点を当てて，対人関係の練習やコミュニケーションの訓練を行って適応を促していくか，本人の特性を認めたうえで，負荷への対処法や環境との折り合いのつけ方を模索していくかというアプローチの違いである。

　施設によって，受診する患者の病態も異なるので，それぞれの施設に合ったアプローチを考えていくべきと思われるが，当院では後者のアプローチが集団認知行動療法とうまくマッチしたと考えられた。先にも述べたように，ほとんどの患者は「広義の適応障害」である。自分の病理や特性に向き合いながらも，それを認めたうえで，負荷や環境との折り合いをつけていくことが適応障害への支援と考えられた。

Ⅷ　発達障害に対するその他のリハビリテーション

1．「発達障害専門プログラム」を用いたショートケア

　精神科ショートケアの枠で「発達障害専門プログラム」が診療報酬で認められるようになった。毎週1回，1日3時間，全20回のプログラムである（表7-4)[5,6]。これは，上述した「発達障害の特性に焦点を当てて，対人関係の技能やコミュニケーションスキルの向上を目的とする」プログラムである。当院では行われていないが，このようなプログラムが適応の患者も少なくないだろう。

表7-4　発達障害専門プログラム

第1回目	自己紹介	第11回目	上手に頼む／断る
第2回目	コミュニケーションとは？	第12回目	社会資源
第3回目	あいさつ／会話を始める	第13回目	相手への気遣い
第4回目	障害理解・発達障害とは	第14回目	アサーション（非難や苦情への対応）
第5回目	会話を続ける	第15回目	ストレスについて
第6回目	会話を終える	第16回目	ピア・サポート②
第7回目	ピア・サポート①	第17回目	自分の特徴を伝える①
第8回目	表情訓練／相手の気持ちを考える	第18回目	自分の特徴を伝える②
第9回目	感情のコントロール①（不安）	第19回目	相手をほめる
第10回目	感情のコントロール②（怒り）	第20回目	振り返り／卒業式

（加藤，2017 [5,6]）より）

2．就労支援福祉サービスの利用

　発達障害をもつ人たちが，障害者総合支援法に基づく障害福祉サービスとして，「就労移行支援」「就労継続支援A型」「就労継続支援B型」などの事業所を利用することが多くなってきている。発達障害者に特化した事業所も増えつつある。まずはそれらの特徴および違いについて表7-5にまとめた[7]。

　就労移行支援事業とは，一般企業へ就職することを希望する障害者を対象として，就職するために必要な知識やスキルを身につける目的で支援が行われている。学校のように通いながら就職に向けたサポートを受けることができる。しかし，工賃（賃金）は出ない。

　一方，就労継続支援とは，現時点では一般企業への就職が不安あるいは困難な障害者を対象として，実際に働く機会を提供するサービスである。就労継続支援には，対象者や支援内容により就労継続支援A型（雇用型）と就労継続支援B型（非雇用型）の2つがある。サポートを受けながら実際に働くため，工賃（賃金）が得られるのが特徴である。

表7-5　就労移行支援と就労継続支援の特徴と違い

	就労移行支援	就労継続支援A型	就労継続支援B型
目　的	就労するために必要な スキルを身につける	働く場	
対象者	一般企業へ就職する ことを希望する方	現時点で一般企業への就職が 不安あるいは困難な方	
雇用契約	なし	あり	なし
工賃（賃金）	なし	あり	
平均月収	なし	76,887円*	16,118円*
年齢制限	65歳未満		なし
利用期間	原則 2 年以内	定めなし	
利用者数 （2018年 3 月）	約3.3万人	約6.9万人	約24.0万人

（厚生労働省，2020 [7]）を著者一部改変）
＊「平成30年度平均賃金・工賃」参照

　利用者数は年々増加しており，2018年 3 月時点では，就労移行支援事業が約3.3万人，就労継続支援A型事業が約6.9万人，就労継続支援B型事業が約24.0万人となっている。

　患者が就労支援事業を利用する方法はさまざまである。当院を受診して診断を受け，作業療法やデイケアに通いながら，集団認知行動療法も受け，その後就労移行支援事業所や就労継続支援A型に移行していく人もいる。また，すでに就労継続支援B型に通所していた人が，きちんと診断や治療を受けたいと言って当院を初診し，就労継続支援B型に通いながら通院をして，集団認知行動療法を受けたり，カウンセリングを受けた後に，次のステップに移行していく人もいる。筆者は，病院と事業所で連携を十分にとり，双方のメリット・デメリットを確認しながら，福祉サービスでできることは事業所に任せて，役割分担をきちんとすることが重要であると考えている。

文　献

1 ）青木省三（2014）精神科治療の進め方．日本評論社.
2 ）青木省三（2020）生きづらさを軽減するための支援を工夫する．In 中村敬，他（編）日常診療における成人発達障害の支援：10分間で何ができるか．pp29-45，星和書店.
3 ）藤澤大介・中川敦夫・田島美幸，他（2010）日本語版自己記入式簡易抑うつ尺度（日本語版QIDS-SR）の開発．ストレス科学，25(1): 43-52.
4 ）石飛信・海老島健・神尾陽子（2018）自閉スペクトラム症（ASD）の包括的支援環境下における薬物療法．In 中村和彦（編）児童・青年期精神疾患の薬物治療ガイドライン．pp63-79，じほう.
5 ）加藤進昌監修（2017）大人の自閉症スペクトラムのためのコミュニケーション・トレーニング・マニュアル．星和書店.
6 ）加藤進昌監修（2017）大人の自閉症スペクトラムのためのコミュニケーション・トレーニング・ワークブック．星和書店.
7 ）厚生労働省，障害者の就労支援対策の状況．https://www.mhlw.go.jp/stf/seisakunitsuite/bunya/hukushi_kaigo/shougaishahukushi/service/shurou.html（参照2020年 8 月15日）
8 ）栗田広・長田洋和・小山智典，他（2004）自閉性スペクトル指数日本語版（AQ-J）のアスペルガー障害に対するカットオフ．臨床精神医学，33(2): 209-214.
9 ）村上伸治（2020）成人発達障害支援における「解説者」．In 中村敬，他（編）日常診療における成人発達障害の支援：10分間で何ができるか．pp195-208，星和書店.
10）岡田佳詠・田島美幸・中村聡美（2008）さあ！　はじめよう　うつ病の集団認知行動療法．医学映像教育センター.
11）大野裕（2010）認知療法・認知行動療法治療者用マニュアルガイド．星和書店.
12）大野裕（2009-2020）こころのスキルアップ・トレーニング．https://www.cbtjp.net/（参照2020年 8 月15日）
13）Rush AJ, Trivedi MH, Ibrahim HM, et al（2003）The 16-item quick inventory of depressive symptomatology（QIDS）clinician rating（QIDS-C）and self-report（QIDS-SR）: A psychometric evaluation in patients with chronic major depression. *Biological Psychiatry*, 54: 573-583.
14）高橋義人（2020）成人期ADHDの薬物療法—グアンファシンの使用経験から見えてくるもの．インチュニブ錠　成人効能追加記念講演会.

第 **8** 章

発達障害に対する
認知機能リハビリテーションの可能性

◆◆◆

I　認知機能リハビリテーションとは何か？

　認知機能リハビリテーション（以下，認知リハ）とは，統合失調症のリハビリテーションとして2000年代から注目されるようになった治療法である。統合失調症患者では，幻覚や妄想などの症状が消失して病状が一定の安定を見せても，日常生活を送ることが困難であったり，地域での自立生活を送ることが困難な人が少なくないことから，統合失調症患者の認知機能障害が注目されるようになった[23]。認知機能障害における認知とは，注意，記憶，言語，思考，運動機能，実行機能などの種々の認知機能をさす。

　これまで，認知リハといってもさまざまな名称が用いられていたが，2010年にイタリアで開催されたカンファレンスによって，統合失調症に対する認知機能改善療法（Cognitive Remediation Therapy: CRT）とは「長続きし，般化することをゴールに見据えた，認知過程（注意，記憶，実行機能，社会的認知，メタ認知）の改善を目的とする介入に基づいた行動的トレーニング」と定義された[18, 30]。実際の方法としては，紙と鉛筆を用いたドリル形式のものから，コンピュータと認知リハ用ソフトを用いたもの，さらにはそれに個別就労支援プログラム（Individual Placement and Support: IPS）を組み合わせたものまでさまざまである。ドリル形式のクイズ，ゲームソフトの「脳トレ」，頭を使うコンピュータゲームなどを想像すると，わかりやすいかもしれない。そして，

課題をどのように工夫して解決したかを言語化することが重要とされる。以下にそれらを解説する。

Ⅱ　認知機能リハビリテーションのさまざまな方法

1．Wykesらの研究とFEP

ロンドン大学のWykesらの研究グループはCRT研究の先駆者と言える[33-36]。彼らのグループはコンピュータではなく，紙と鉛筆を使ったテストや小道具を用いた課題により統合失調症患者にCRTを行った。その結果，対照群と比較して，認知的柔軟性，ワーキングメモリ，記憶領域の一部，自尊感情などに有意な改善が見られた。

Wykesらが用いたCRTの中で代表的なものが，オーストラリアのDelahuntyらが開発した前頭葉・実行機能プログラム（Frontal/Executive Program: FEP）[6, 27]である。プログラムで使用するのは紙と鉛筆を使ったテストとトークンと呼ばれる積み木である。FEPは認知的柔軟性，ワーキングメモリ，計画という3つのモジュールで構成されている。各モジュールは眼球運動や知覚，情報の組織化，巧緻運動などから作成されており，課題内容はセッションが進むにつれて複雑さが増すように作成されている。プログラムは治療者と患者が1対1となって行われ，1セッションあたり約1時間かけて合計44セッションが施行される。FEPでは課題解決場面における言語化が重要視されている。言語化を通して思考と行動が一致し，自らの行動を統制することが期待されている。

われわれのグループでは，大宮[26]が中心になって慢性期統合失調症患者にFEPを施行し，対照群と比較して，言語性記憶とワーキングメモリにおいて有意な改善を認めたという結果を得た。自閉スペクトラム症患者に対するFEPの詳細については後述したい。

2．MedariaらによるNEAR研究

NEARプログラム（Neurological Educational Approach to Cognitive Remediation）とは，Medariaらのグループが開発したCRTの一技法である[20]。NEARプログラムにおけるトレーニングは1週間に2回の認知機能をターゲットとしたコンピュータ・トレーニング，およびこれと日常生活の橋渡しをする週1回の言語セッション（Verbal Session）が実施される。コンピュータ・トレーニングに用いるソフトは市販のコンピュータソフトなどを用いている。実施時間は1回40〜60分で，通常は6〜10人のグループで実施される。NEARプログラムにおいても言語セッションが重要視されている。FEPと比べると，集団で行われるため効率がよい。わが国では，現在最も活発に行われているCRTであると言えるだろう。

3．わが国独自のVCAT-Jプログラム

VCAT-J（Vocational Cognitive Ability Training by Jcores）とは，Jcores（Japanese Cognitive Rehabilitation Programme for Schizophrenia）というオリジナルソフトを用いた認知リハと個別就労支援プログラム（Individual Placement and Support: IPS）を組み合わせた精神障害者支援プログラムである[32]。Jcoresのソフトは，6つの機能領域（注意，作業記憶，処理速度，言語性記憶，言語流暢性，実行機能）に関連し，その機能を活性化させるゲームソフトである。各領域に2〜4つのゲームがあり，全25種類から構成されている。患者に応じて難易度やジャンルの選択が可能である。NEARと同様に，コンピュータセッションと言語セッションからなっている。それに個別就労支援プログラムを組み合わせることが本プログラムの特徴である。

個別就労支援プログラムは，精神障害者の就労支援に焦点を当てており，次の8つの基本原則に基づいて展開される。①競争的就労が目標，②就労支援サービスは，精神保健福祉サービスと統合されている，③働きたいと思うすべての精神障害者を対象とする，④クライアントの好みが優先される，⑤社会保障（生活保護・障害年金など）に関する相談サービスを提供する，⑥働きたいと本人が希望したら，迅速に就労支援サービスを提供する，⑦クライアントの好みに基づく雇用主との関係作り，⑧継続的な支援，の8つである。当院でもVCAT-Jを取り入れており，統合失調症の患者に実施して有効性を実感して

いる。

4．認知機能リハビリテーションの効果と今後の課題

　認知リハは，統合失調症患者のリハビリテーションから始まり，その後，うつ病や双極性障害患者のリハビリテーションに発展してきている。わが国でも近年，認知リハの重要性が認識され始め，実証的な治療効果研究が少しずつ出てきているところである。

　認知リハを発展させるためには検討すべきさまざまな課題がある。Wykesら[18, 34]は技法の追求だけではなく，患者のための明確な治療モデルをもって認知機能リハビリテーションに取り組むべきであると警鐘を鳴らし，表8-1のように「認知機能リハビリテーションを発展させるために検討すべき課題」をまとめている[18, 34]。

　統合失調症の認知機能障害については，1960年代から数多くの研究が報告されるようになった。その認知機能障害は前頭葉損傷患者と類似することから，前頭葉機能障害（前頭葉低活性）がその基盤にあると考えられるようになった。

　前頭葉の低活性が疾患の基盤にあるのならば，その活性化を治療の目標にすることは当然である。したがって，認知リハのプログラムは基本的に前頭葉の活性化を促進する内容になっているのである。これは，精神科リハビリテーションにとってまさにパラダイムの転換となった。右足を骨折した人には右足のリハビリテーションが必須であることは誰もが知っている。ところが，これまで精神科リハビリテーションで行われてきた内容は，障害されている領域に直接効果をもたらすものなのかはわかっていなかったのである。

　サッカーの練習になぞらえると理解しやすいかもしれない。これまで行われてきた就労支援プログラム，認知行動療法，生活技能訓練（Social Skills Training: SST）などはサッカーの技術（ボールの蹴り方，トラップの仕方など）や戦術（作戦，フォーメーションなど）をアドバイスするものである。これはこれで大変重要ではあるが，そもそも体力がないとサッカーはできない。認知リハは脳の筋トレ，脳の体力強化と考えるとわかりやすいのではないか。

表8-1　認知機能リハビリテーションを発展させるために検討すべき課題

1. **心理治療の全般的状況**
   - ・明確な治療モデルを描くこと
   - ・アセスメントを実施すること
   - ・個人の目標を設定すること
   - ・フォーミュレーションを開発し，継続的に改定すること
2. **治療固有ではない効果**
   - ・治療関係
   - ・思いやり
   - ・共感
   - ・患者に対するモデルの提供
   - ・自己効力感の増加
3. **認知リハビリテーションを包括的なリハビリテーションプログラムと統合させる**
   - ・最初に認知リハビリテーションを教授し，それから他のプログラムと統合させる
   - ・認知リハビリテーションの原理を他のリハビリプログラムの中に挿入する
4. **サービスの課題**
   - ・スタッフの養成
   - ・管理者への情報提供
   - ・治療者の認知リハビリテーションに関する専門的知識のレベル
   - ・患者1人当たりのセッション数
   - ・治療者に対する臨床的スーパービジョン

筋肉トレーニングをしっかりやらないと大怪我のもとである。当然，サッカーの技術や戦術と組み合わせるとより効果的であることは言うまでもない。

　認知リハは，上述のように1回1時間，1週間に1～3回，少なくとも6カ月間継続しないと効果は出ない。時間と人手がかかるリハビリテーションなのである。治療者の覚悟と患者のモチベーションは必須である。ひとりでできるものではなく，病院全体のフォローアップが不可欠である。サッカーの筋力トレーニングと同様に，地道な反復練習の繰り返しである。それでも筆者は，これまで認知リハを最後まで遂行できた人は間違いなく改善したという印象をもっている。種々の認知機能検査の指標が改善しただけでなく，生活全般が活性化し，生き生きとした人生に変化した人が多かった。ただし，前頭葉を使うことをしない生活に戻ると，改善した認知機能はもとに戻ってしまう人が多い。近年では，統合失調症だけでなく，うつ病，双極性障害，自閉スペクトラム症，ADHDをもつ人の認知機能が測定されるようになり，同様な前頭葉の

認知機能障害が存在することが明らかになってきた。

　われわれのグループでは，宮島[21]を中心に成人期の自閉スペクトラム症者に認知リハのFEPを施行し，その有効性を証明することができた。われわれが調べた範囲では，自閉スペクトラム症に認知リハ（FEP）を施行してその有効性を証明した効果研究としては世界で初めての論文である。また，自閉スペクトラム症に対するFEPの治療反応性を統合失調症と比較した論文も注目を集めている。以下にその2本を紹介しよう。

Ⅲ　自閉スペクトラム症に対する
　　FEP（前頭葉・実行機能プログラム）の有効性[注2]

1. 背　景

　自閉スペクトラム症（ASD）は，社会的コミュニケーションおよび対人的相互反応における持続的な欠陥，および行動・興味・活動の限定された反復的な様式によって特徴づけられる障害である。一般的には，それらの症状が発達早期の段階で出現し，後の社会的・職業的な領域において重篤な障害を引き起こすものと定義されている[1]。

　ASDは上述した基本障害の他にも，広範囲な領域に及ぶ認知の偏りが認められている。例えば，アスペルガー障害や高機能自閉症では，細部の認識を優先し全体の把握を困難とする視空間認知の障害があるとされている[9]。また，言語性記憶の体制化において意味の利用が低下していることや[31]，一連の行動を有効に行うために必要な計画・実行・監視能力など複雑な機能である実行機能の障害も報告されている[24]。他にも顔表情認知の障害なども報告されている[5,25]。

　このようなASD患者への治療や支援は，基本特性のコミュニケーションや行動特性への社会的スキルや社会認知の向上に関するものが多かった[17]。さ

注2）Miyajima M, Omiya H, Yamashita K, Miyata T, Yambe K, Matsui M, Denda K: The effect of CRT using the frontal/executive program for autism spectrum disorder. *The International Journal of Psychiatry in Medicine* 51(3): 223-235, 2016[21]を要約したものである。

らに学童期までの支援が中心であり，青年期を過ぎてASDと診断された者への支援は少なく，社会生活に重要な影響を及ぼしているのが現状である。

　一方，認知機能障害に対する介入として，近年認知機能改善療法（CRT）に注目が集まっている。CRTは認知過程（注意，記憶，実行機能，社会的認知ないしメタ認知）を改善するために開発された行動学的介入方法であり，持続と般化を目的とした介入と定義されている[18]。CRTの効果研究は2000年以降増加しており，メタ分析では統合失調症に対するCRTが患者の認知能力の緩やかな改善をもたらし，これらの神経認知的改善が心理社会的機能の向上につながることが明らかとなっている[19]。

　本研究の目的は，成人期のASD患者の認知機能障害に着目し，CRTの1つである前頭葉・実行機能プログラム（FEP）を使用した介入によって，ASD患者の認知機能および社会機能に改善が認められるか否かを検討することである。本研究は，ASD患者に対してFEPを用いた初めての試みである。

2．対象と方法

1）対象

　対象は，A病院の精神科外来に通院中で，PARS（広汎性発達障害日本自閉症協会評定尺度）[10]を用い幼児期の発達歴を十分に聴取したうえ，DSM-5[1]のASDの定義に属する患者とした。さらに包含基準は60歳以下であること，9年以上の教育歴を有していることとし，除外基準は，認知症，薬物依存症，アルコール依存症，脳器質性疾患とした。全対象者15名のうち，約6カ月間FEPを行う者を介入群とし，同期間FEPを行わず，通常の支持的精神療法，薬物療法，週2回の作業療法を行う群を対照群として無作為に割り付けた。その結果，全15名のうち介入群7名（男性3名，女性4名：平均年齢36.1±8.1歳）と対照群7名（男性5名，女性2名：平均年齢37.7±11.4歳），脱落者1名が対象となった。

2）介入内容と方法

　本研究で用いたFEPは，Delahuntyらにより開発された後，日本では松井らにより翻訳され出版されたものである[6]。認知的柔軟性（Cognitive flexibility），ワーキングメモリおよび計画（Planning）の３つのモジュールで構成されており，セッションが進むにつれて課題内容の難易度が増すように作成されている。各モジュールは眼球運動や知覚，情報の組織化，巧緻運動などを意図した課題により作成されており，かつ治療者は対象者に対して，課題解決方法の言語化の促進，有効な方略の使用を指示するなど，対象者が可能な限り正確に課題を遂行することを推奨するシステムになっている。また，FEPは全44セッションからなり，１セッション１時間を週に２回程度実施するプログラムである。主に１セッションには複数の課題が記録されている問題用紙と鉛筆を媒体とし，治療者と対象者１対１で言語化を促進しながら，より効率的な課題遂行を提供する。また，紙媒体以外に積み木の使用や手の運動も毎セッション含まれている。

　本研究では，介入群に対して上述したFEPを行い，さらにFEP開始前と終了後に認知機能，社会機能および自己効力感の評価を実施した。また，対照群は同期間に通常の治療（支持的精神療法，薬物療法，週２回の作業療法）を行い，前後２回にわたり介入群と同様の評価を実施した。なお本研究は北海道大学大学院保健科学研究院倫理委員会およびA病院倫理委員会の承認を得ており，全対象者に対して研究内容の口頭説明と書面による同意を得たうえで実施された。

３）評価

（1）認知機能

　認知機能を評価する尺度には，統合失調症認知機能簡易尺度（BACS-J）[11, 12, 15]，ウィスコンシン・カード分類テスト（Wisconsin Card Sorting Test: WCST）[8]，および持続的注意集中力検査（Continuous Performance Test: CPT）[30] を実施した。BACS-JはKeefeら[15] によって考案され，兼田ら[12] によって日本語版が作成された，６つの認知機能領域得点および総合得点（composite score）を指標とする統合失調症患者用の認知機能評価である。評価得点は，健常者の平均値と比較したZスコアを算出し評価に用いた。WCSTは，抽象的な行動とセットの転換に関する前頭葉機能を評価する検査であり，被験者は色，形，数の３つの分類カテゴリーのいずれかにしたがって，反応カードを選択する。達

成された分類カテゴリー数と保続性誤答数を算出し評価に用いた。CPTは，持続的注意力を測定する課題であり，パソコン画面にランダムに提示されるアルファベットを注視しながら，一定の規則に基づいて反応を示す課題であり，反応時間と誤答数で評定した。

(2) 社会機能

統合失調症認知評価尺度日本語版（Schizophrenia Cognition Rating Scale-Japanese version: SCoRS-J），精神障害者社会生活評価尺度（Life Assessment Scale for the Mentally Ill: LASMI），および機能の全体的評定尺度（Global Assessment of Functioning Scale: GAF尺度）による評価を行った。SCoRS-Jとは，米国神経認知委員会が機能的予後に対する表面的妥当性をもつ評価尺度の候補として提言した評価尺度であり，Keefeら[16]によって考案され兼田ら[13]によって日本語版が作成された。日常生活機能と関連する認知機能を評価し，記憶，学習，注意，ワーキングメモリ，問題解決，処理／運動機能，社会認知および言語の8つの領域を，患者，評価者，介護者の3人が20項目平均と全般評価の2点から評定する。

(3) 自己効力感

自己効力感の評価尺度には，特性的自己効力感尺度（Generalized Self-Efficacy Scale: GSE）を実施した。GSE尺度は23項目の評定値を加算し得点とするもので，得点が高いほど自己効力感の程度が大きくなる。可能な得点範囲の下限は23点で，上限は115点である[24]。

3）データ解析

解析は，脱落者1名を除く介入群と対照群の全14名を対象に行われた。対象者の基本情報である性別についてはχ^2検定を行い，その他の年齢，教育年数，抗精神病薬の服薬量，IQ（WAIS-Ⅲ）については対応のないt検定を行った。また，介入前における両群の認知機能，社会機能および自己効力感の評価に差がないかを検討するために，各評価項目について対応のないt検定を実施した。さらにFEPの有効性を検討するために，介入前後における各機能の評価項目についてMann-Whitney's U検定を行った。統計解析には，SPSSver20.0（IBM社製）を使用し，有意水準は5％とした。

3. 結　果

1）介入前の両群における基本情報と各機能の特性

　介入群と対照群の基本情報を表8-2に示した。年齢，教育年数，抗精神病薬服薬量，性別，IQのすべての項目において，両群に有意差は認められなかった。

　次に，両群の介入前のベースライン時における認知機能，社会機能，自己効力感の評価を表8-3に示した。BACS-J，WCST，CPTのすべての認知機能評価と自己効力感を測るGSE尺度においては，両群に有意差は認められなかった。一方で社会機能を測るLASMIの下位項目である課題遂行において，ベースライン時で介入群よりも対照群の方が，得点が有意に高かった（p＜.012）。

2）介入前後の両群における各機能の比較

　介入前後における各機能評価の比較について表8-4に示した。まず，認知機能評価であるBACS-Jでは，総合得点において介入群の方が対照群よりも有意に成績が高い結果となった（p＜.018）。また下位項目の数字順列（p＜.018），言語流暢性（p＜.008），ロンドン塔課題（p＜.012）の3つの項目においても介入群で有意に成績が高い結果となった。前頭葉機能と注意機能を測るWCSTとCPTにおいては両群において有意な差は認められなかった。

　次に社会機能では，SCoRS-Jの介護者全般評価（p＜.002）と評価者全般評価（p＜.012）において，介入群で有意な改善が認められた。また，LASMIにおいては，日常生活（p＜.027），対人関係（p＜.018），労働・課題遂行（p＜.005）の3つの下位項目において，介入群で有意な改善が認められた。自己効力感を評価するGSE尺度に関しては，両群に有意な差は認められなかった。

4. 考　察

1）認知機能の改善について

　結果に示した通り，両群ともベースライン時のBACS-Jにおいて健常者よりも成績の低下を示していたが，介入群においてはFEP終了時に総合得点および下位検査の数字順列（ワーキングメモリ），言語流暢性，ロンドン塔課題にお

表8-2　対象の臨床的特徴[21]

	FEP群 (n=7)		対照群 (n=7)		p
	平均	(SD)	平均	(SD)	
年齢	36.14	(8.78)	37.71	(12.34)	0.9
教育年数	11.71	(2.36)	12.79	(1.41)	0.38
抗精神病薬服薬量 (クロールプロマジン換算)	82.14	(186.37)	215.00	(274.61)	0.54
性別 (男性%)	42.86		71.43		0.28
IQ (WAIS-Ⅲ)	80.43	(16.39)	81.71	(14.51)	0.81

いて有意な成績の改善を認めた。治療前後の認知機能の変化の比較を図8-1に示した。

　ワーキングメモリは，複数の情報の一時的保持（音韻ループと視空間スケッチパッド）と，それらの情報を使用した認知的処理活動（中央実行系）に関するシステムのことである[2]。本研究で用いたBACS-Jの数字順列は音韻的な情報の保持に加え，並び替えの操作が必要となる。この検査で改善を認めたということは，Wykesらの統合失調症の先行研究で報告されているように，FEPの課題解決方法の的確な言語化や思考過程の書き出し，さらに方略学習の内在化などが音韻的情報の保持や操作に効果的であったと考えられる[32,35,36]。

　言語流暢性は，長期記憶の貯蔵から条件に合致した単語を吟味し引き出してくる機能であり，実行機能や意味処理機能を反映するとされている。FEPは情報のカテゴリー化を促す課題が多く設定されており，これらが意味処理に関わる言語流暢性の改善に有効であったと考えられる。さらにワーキングメモリの改善で述べたように，課題解決方法の言語化などFEPの言語化を促すシステムが音韻的な記憶の強化やスムーズな言語表出へとつながった可能性が考えられる。

　ロンドン塔課題はプランニング，ワーキングメモリ，問題解決機能を反映する課題である。そもそもFEPは認知的柔軟性，ワーキングメモリ，計画という3つのモジュールで構成されており，治療者は効率的な情報処理過程の教授や課題解決方法の言語化を促進し，有効な方略を探索させる方法を用いる。加え

表8-3　ベースライン時の認知機能，社会機能，自己効力感の特徴[21]

	FEP群 (n=7)		対照群 (n=7)		p
	平均	SD	平均	SD	
BACS-J (Z-score)* (統合失調症認知機能簡易評価尺度日本語版)					
Composite Score (総合得点)	-0.69	1.36	-1.40	1.43	0.62
Verbal Memory (言語性記憶)	-0.31	1.66	-0.87	1.13	0.535
Digit Sequencing (数字順列)	-0.69	1.36	-1.40	1.43	0.62
Token Motor Task (トークン運動)	-0.74	0.81	-0.77	0.79	0.902
Verbal Fluency (言語流暢性)	-0.71	1.47	-1.13	0.76	0.71
Symbol Coding (符号課題)	-0.13	1.56	-0.82	1.51	0.456
Tower of London (ロンドン塔課題)	-0.74	0.81	-0.77	0.79	0.805
WCST (ウィスコンシン・カード分類テスト)					
Categories (達成カテゴリー数)	5.14	0.69	4.14	2.34	0.71
PEN (Nelson型保続誤答数)	2.29	1.60	6.14	6.91	0.71
PEM (Milner型保続誤答数)	1.29	1.89	4.29	5.71	0.383
CPT (持続的注意集中力検査)					
Reaction time (反応時間)	449.16	7.072	521.9	78.93	0.073
Errors (誤答数)	3.71	3.04	4.00	1.83	0.535
GAF (機能の全体的評定尺度)	42.14	5.67	42.86	9.06	0.902
SCoRS-J (統合失調症認知評価尺度日本語版)					
Global Ratings全般評価 (Patient，患者)	4.71	1.60	4.86	2.27	0.902
Global Ratings全般評価 (Informant，介護者)	4.14	1.21	4.00	1.15	0.71
Global Ratings全般評価 (Interviewer，評価者)	5.29	0.76	5.71	1.11	0.456
LASMI (精神障害者社会生活評価尺度)					
Daily living (日常生活)	1.23	0.54	1.62	0.64	0.535
Interpersonal relations (対人関係)	1.73	0.68	1.62	0.64	0.805
Work (労働・課題遂行)	1.23	0.54	1.90	0.29	0.011
Endurance & stability (持続性・安定性)	3.86	0.94	3.57	1.30	0.71
Self-recognition (自己認識)	0.95	0.28	1.29	0.75	0.383
GSE (特定的自己効力感尺度)	53.14	13.99	60.29	15.81	0.383

*健常者のデータを用いて標準化した値
BACS-J: Brief Assessment of Cognition in Schizophrenia-Japanese version
WCST: Wisconsin Card Sorting Test
CPT: Continuous Performance Test
GAF: Global Assessment of Functioning Scale
SCoRS-J: Schizophrenia Cognition Rating Scale-Japanese version
LASMI: Life Assessment Scale for the Mentally Ill
GSE: Generalized Self-Efficacy Scale

表8-4　介入前後における各機能評価の比較[21)]

			FEP群 (n=7)			対照群 (n=7)			p
			Beaseline	Post-treatment	Difference	Beaseline	Post-treatment	Difference	
BACS-J (Z-score)	Composite Score (総合得点)	Mean SD	-0.69 1.36	0.51 1.14	1.20	-1.40 1.43	-1.38 1.22	0.02	0.017
	Verbal Memory (言語性記憶)	Mean SD	-0.31 1.66	0.80 1.13	1.11	-0.87 1.13	-0.55 1.00	0.32	0.053
	Digit Sequencing (数字順列)	Mean SD	-0.69 1.36	0.51 1.14	1.20	-1.40 1.43	-1.38 1.22	0.02	0.017
	Token Motor Task (トークン運動)	Mean SD	-0.74 0.81	0.47 0.27	1.21	-0.77 0.79	-0.45 0.99	0.32	0.209
	Verbal Fluency (言語流暢性)	Mean SD	-0.71 1.47	0.08 1.13	0.79	-1.13 0.76	-1.54 0.82	-0.41	0.007
	Symbol Coding (符号課題)	Mean SD	-0.13 1.56	0.16 1.38	0.29	-0.82 1.51	-0.75 1.40	0.07	0.383
	Tower of London (ロンドン塔課題)	Mean SD	-0.74 0.81	0.47 0.27	1.21	-0.77 0.79	-0.45 0.99	0.32	0.011
WCST	Categories (達成カテゴリー数)	Mean SD	5.14 0.69	5.86 0.38	0.72	4.14 2.34	5.00 1.41	0.86	0.165
	PEN (Nelson型保続誤答数)	Mean SD	2.29 1.60	0.43 0.53	-1.86	6.14 6.91	3.00 5.07	-3.14	0.318
	PEM (Milner型保続誤答数)	Mean SD	1.29 1.89	0.29 0.49	-1.00	4.29 5.71	1.00 1.15	-3.29	0.259
CPT	Reaction time (反応時間)	Mean SD	449.16 7.072	408.99 82.06	-40.17	521.9 78.93	512.91 103.54	-8.99	0.053
	Errors (誤答数)	Mean SD	3.71 3.04	3.00 1.53	-0.71	4.00 1.83	5.00 4.83	1.00	0.620
GAF	機能の全体的評定尺度	Mean SD	42.14 5.67	55.43 13.34	13.29	42.86 9.06	42.86 7.56	0.00	0.128
SCoRS-J	Global Ratings (Patient) 全般評価 (患者)	Mean SD	4.71 1.60	4.29 1.80	-0.42	4.86 2.27	4.43 1.51	-0.43	0.902
	Global Ratings (Informant) 全般評価 (介護者)	Mean SD	4.14 1.21	2.57 1.13	-1.57	4.00 1.15	6.29 1.38	2.29	0.001
	Global Ratings (Interviewer) 全般評価 (評価者)	Mean SD	5.29 0.76	3.57 0.79	-1.72	5.71 1.11	5.71 1.38	0.00	0.011
LASMI	Daily living (日常生活)	Mean SD	1.23 0.54	0.74 0.37	-0.49	1.62 0.64	1.59 0.41	-0.03	0.026
	Interpersonal relations (対人関係)	Mean SD	1.73 0.68	0.92 0.43	-0.81	1.62 0.64	1.59 0.41	-0.03	0.017
	Work (労働・課題遂行)	Mean SD	1.23 0.54	0.74 0.37	-0.49	1.90 0.29	1.46 0.40	-0.44	0.004
	Endurance & stability (持続性・安定性)	Mean SD	3.86 0.94	2.61 0.76	-1.25	3.57 1.30	3.64 1.14	0.07	0.259
	Self-recognition (自己認識)	Mean SD	0.95 0.28	0.76 0.66	-0.19	1.29 0.75	1.01 0.39	-0.28	0.318
GSE	特定的自己効力感尺度	Mean SD	53.14 13.99	64.43 17.88	11.29	60.29 15.81	55.57 16.98	-4.72	0.456

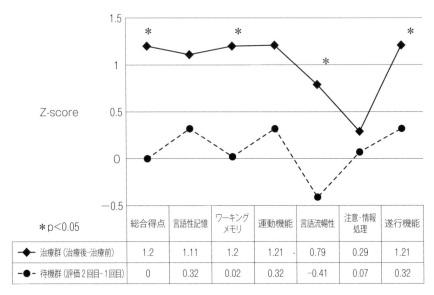

	総合得点	言語性記憶	ワーキングメモリ	運動機能	言語流暢性	注意·情報処理	遂行機能
◆ 治療群（治療後-治療前）	1.2	1.11	1.2	1.21	0.79	0.29	1.21
●- 待機群（評価2回目-1回目）	0	0.32	0.02	0.32	-0.41	0.07	0.32

図8-1　治療前後の認知機能の比較

て，ワーキングメモリモジュールで情報の保持と処理の強化を促進し，さらに計画モジュールは目的を達成するための一連の行動を計画する課題で構成されている。これらのFEPの標的課題とロンドン塔課題が類似していることが成績の改善に結びついたと考えられる。

　以上より，FEPがASD患者のワーキングメモリ，言語流暢性およびロンドン塔課題などの前頭葉機能の改善に有効であることが示唆された。

2）社会機能，自己効力感の改善について

　社会機能に関しては，LASMIにおいて日常生活，対人関係，課題遂行に改善が認められた。これはFEPの目的的志向行動の促進が日常生活や課題遂行の改善に有効であったと考えられる。また対人関係の改善においては，繰り返される言語化の経験が対人交流の自信につながったと考えられる。

　SCoRS-Jに関しては，介護者および評価者の評価において成績の改善が認められた。SCoRS-JはBACS-Jとの相関が認められた検査であり，認知機能と関連深い社会機能を評価するものである。したがって，他者から見た客観的な評

価において，対象者の認知機能の改善が社会機能の改善に効果的であったと考えられる。

3）本研究の意義

本研究は，ASD患者に対してFEPを用いた初めての試みである。FEPはASD患者の認知機能および社会機能を改善することが示され，ASD患者の前頭葉機能障害への新たな介入手段の1つになると考えられた。

4）本研究の限界

本研究の限界としては，症例数が少ないため，FEPの有効性を強く訴えることが難しかったことである。今後対象者数を増やし検討を重ねる必要がある。また，本研究における対象者へのFEPの有効性がどの程度持続するかについても今後継続して検討する必要がある。

Ⅳ　自閉スペクトラム症に対するFEPの治療反応性について──統合失調症との比較[注3]

1．背　景

現在の精神科リハビリテーションの対象患者は，かつてのように統合失調症患者ばかりではなく，自閉スペクトラム症（ASD）や注意欠如・多動症（ADHD）などの発達障害の患者も増加してきている。そのため，以前よりもさまざまな精神疾患患者を対象としたリハビリテーションを提供する必要がある。近年の精神科リハビリテーションでは，生活支援や社会生活技能などへの介入のみならず，社会的転帰に深く関与する認知機能障害への治療も広く行われるようになった。

統合失調症の認知機能に関する研究は1960年代頃からなされるようになり，近年では認知機能障害が統合失調症の中核症状として捉えられている[7]。そして，2000年代に入ると認知機能障害に対する新しい介入として認知機能改善療法（CRT）に注目が集まるようになった。CRTとは認知過程（注意，記憶，

注3）Miyajima M, Omiya H, Yamashita K, Yambe K, Matsui M, Denda K: Therapeutic responses to FEP in autism spectrum disorder: Comparison with schizophrenia. *Hong Kong Journal of Occupational Therapy* 31(2): 69-75, 2018[22] を要約したものである。

遂行機能，社会的認知ないしメタ認知）の持続と般化を伴った改善を目指す，行動的トレーニングに基づいた介入と定義されており[18]，認知機能の直接的な改善および社会機能への般化を目指すものとして近年盛んに研究されている。

　統合失調症に対する認知機能障害への研究が盛んに行われている一方で，ASDについても認知機能の研究が進み始めている。ASDに関与する脳の異常領域は複数ある。とくに成人期になると時間経過とともに環境要因の影響も重なり，特有の脳内基盤や行動様式を獲得していくとされ，個人の能力にも差が生じてくる。このような発達過程を通して，ASDにおいても神経認知機能障害が認められており，統合失調症の認知機能障害との比較研究も行われている[3,28]。

　認知機能障害の治療としてのCRTの中でも，段階的かつ包括的な脳機能の賦活を目的としたCRTはほとんどない。前頭葉・実行機能プログラム（FEP）は統合失調症の前頭葉機能障害に対するCRTであり，まさに認知機能の下位層から上位層へと段階的な機能の賦活を目的としたプログラムである。実際に統合失調症を対象にしてその効果を上げている[26]。また，われわれはASDに対してもFEPを実施し，その効果を示してきた（前節参照）[21]。そこで本研究では，ASDの認知機能障害の特徴とFEPによる治療反応性を統合失調症と比較することを目的とした。

2．対象と方法

1）対象

　対象は，A病院の精神科外来に通院中で，DSM-5[1]のASDと統合失調症の診断基準を満たす患者とした。包含基準は60歳以下であること，9年以上の教育歴を有していることとし，除外基準は，認知症，薬物依存症，アルコール依存症，脳器質性疾患とした。対象患者はASDを有する者7名（男性3名，女性4名：平均年齢36.1±8.1歳）と統合失調症患者8名（男性3名，女性5名：平均年齢43.3±14.5歳）の計15名である。全対象者は約6カ月間のFEPを終了し，その前後で認知機能と社会機能を評価できたものである。

表8-5 両疾患の臨床的特徴[22]

	統合失調症群（n=8）		ASD群（n=7）		p
	平均	（SD）	平均	（SD）	
年齢	43.25	(13.56)	36.14	(8.13)	0.34
教育年数	13.63	(3.11)	11.71	(2.19)	0.28
抗精神病薬服薬量 （クロールプロマジン換算）	867	(659.17)	82.14	(172.54)	0.00
性別（男性%）	37.50		42.86		0.62
IQ（WAIS-Ⅲ）	88.38	(20.52)	80.43	(15.17)	0.69

2）方法

まず，対象のASD 7 名と統合失調症 8 名の治療前に認められる認知機能および社会機能障害の特徴を比較した。次に，FEP治療終了後に全対象に対し認知機能と社会機能を再評価し，治療前後から見える治療反応性を比較した。

認知機能を評価する尺度は，統合失調症認知機能簡易尺度日本語版（BACS-J）[8,9,11]，ウィスコンシン・カード分類テスト（WCST）[5] および持続的注意集中力検査（CPT）[25] を実施し，社会機能を評価する尺度としては，統合失調症認知尺度日本語版（SCoRS-J）[13,16] および精神障害者社会生活評価尺度（LASMI）による評価を行った。両疾患の治療前後の変化量をMann-Whitney's U検定を行い比較した。

本研究は北海道大学大学院保健科学研究院倫理委員会およびA病院倫理委員会の承認を得ており，全対象者に対して研究内容の口頭説明と書面による同意を得たうえで実施された。

3．結　果

1）両群の基本情報

両群の基本情報を表8-5に示した。年齢，教育年数，性別およびIQの項目において，両群に有意な差は認められなかった。しかし，抗精神病薬服薬量において統合失調症群の方が有意に多かった。

表8-6　FEP前後における両疾患の認知機能の比較 [22]

			統合失調症群 (n=7)			ASD群 (n=7)			p
			Beaseline	Post-treatment	Difference	Beaseline	Post-treatment	Difference	
BACS-J (Z-score)	Composite Score (総合得点)	Mean	-1.15	-0.19	0.96	-0.70	0.51	1.20	0.61
		SD	1.67	1.50		1.26	1.06		
	Verbal Memory (言語性記憶)	Mean	-1.02	0.05	1.07	-0.31	0.80	1.12	1.00
		SD	1.59	1.23		1.54	1.05		
	Digit Sequencing (数字順列)	Mean	-0.20	-0.03	0.17	-0.95	-0.04	0.90	0.12
		SD	1.21	0.70		0.66	0.56		
	Token Motor Task (トークン運動)	Mean	-0.49	0.04	0.53	0.00	0.29	0.30	1.00
		SD	0.89	0.99		1.00	0.86		
	Verbal Fluency (言語流暢性)	Mean	-0.47	0.28	0.75	-0.71	0.08	0.8	0.61
		SD	1.22	1.26		1.36	1.04		
	Symbol Coding (符号課題)	Mean	-0.49	-0.45	0.05	-0.13	0.16	0.29	0.96
		SD	1.42	1.35		1.44	1.28		
	Tower of London (ロンドン塔課題)	Mean	-1.52	-0.61	0.92	-0.74	0.47	1.21	0.54
		SD	1.75	1.83		0.75	0.25		
WCST	Categories (達成カテゴリー数)	Mean	4.13	3.63	-0.50	5.14	5.86	0.71	0.34
		SD	1.96	2.64		0.64	0.35		
	PEN (Nelson型保続誤答数)	Mean	4.38	4.75	0.38	2.29	0.43	-1.86	0.23
		SD	5.87	5.07		1.48	0.49		
	PEM (Milner型保続誤答数)	Mean	2.88	4.38	1.50	1.29	0.29	-1.00	0.34
		SD	3.99	4.66		1.75	0.45		
CPT	Reaction time (反応時間)	Mean	562	587.45	25.46	449.16	409.01	-40.18	0.09
		SD	134.82	147.83		65.47	75.98		
	Errors (誤答数)	Mean	3.13	4.50	1.38	3.71	3.00	-0.71	0.12
		SD	2.37	2.40		2.81	1.41		

＊健常者のデータを用いて標準化した値
BACS-J: Brief Assessment of Cognition in Schizophrenia-Japanese version
WCST: Wisconsin Card Sorting Test
CPT: Continuous Performance Test

2）治療前における両群の認知機能の特徴

　両疾患の治療前における認知機能の特徴については，表8-6に詳細を示した。両群ともに健常者平均以下の結果を示した。両群ともにの認知機能評価項目において有意な差は認められなかった（図8-2）。

3）治療前後における認知機能および社会機能の比較

　両群の治療前後における認知機能の変化も表8-6で示している通りである。

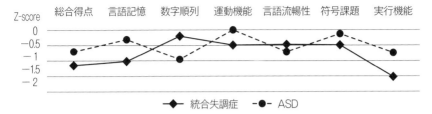

図8-2　ベースライン時における両疾患の認知機能（BACS-J）

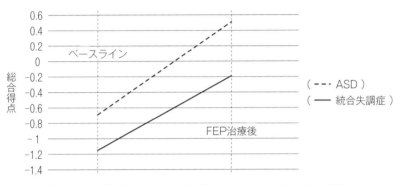

図8-3　FEP治療後のBACS-J総合得点（Composite Score）の変化

BACS-J，WCSTおよびCPTの全認知機能検査において両群間に有意な差が認められなかった。図8-3にBACS-Jの総合得点の変化を示した。治療前と治療後で，両群とも右肩上がりに同程度の変化が生じていることがわかった。

　両群の治療前後における社会機能の変化を表8-7に示した。すべての社会機能検査項目において，両群間に有意な差は認められなかった。

4．考　察

1）ASDの認知機能障害およびFEPの治療反応性について

　本研究ではASDの認知機能障害とFEPの治療反応性について，統合失調症と比較を行った。その結果，認知機能障害については，両疾患ともに同程度の認知機能障害が認められた。つまり，ASDの個々の能力差はあるものの，全体としては統合失調症の認知機能障害の特徴と大きな違いはないと考えられ

表8-7　FEP前後における両疾患の社会機能の比較[22]

			統合失調症群 (n=7)			ASD群 (n=7)			p
			Beaseline	Post-treatment	Difference	Beaseline	Post-treatment	Difference	
SCoRS-J	Global Ratings (Patient) 全般評価（患者）	Mean SD	4.50 1.58	2.25 0.66	-2.25	4.71 4.48	4.29 1.67	-0.43	0.46
	Global Ratings (Informant) 全般評価（介護者）	Mean SD	3.63 1.73	2.88 1.76	-0.75	5.29 0.70	3.57 0.73	-1.71	0.07
	Global Ratings (Interviewer) 全般評価（評価者）	Mean SD	5.38 1.00	2.75 0.43	-2.63	4.14 1.12	2.57 1.05	-1.57	0.05
LASMI	Daily living （日常生活）	Mean SD	1.37 0.43	1.01 0.40	-0.35	1.19 0.50	0.72 0.53	-0.46	0.28
	Interpersonal relations （対人関係）	Mean SD	1.35 0.42	1.15 0.43	-0.20	1.73 0.63	0.92 0.39	-0.81	0.09
	Work （労働・課題遂行）	Mean SD	1.73 0.54	1.13 0.37	-0.60	1.23 0.50	0.74 0.34	-0.49	0.15
	Endurance & stability （持続性・安定性）	Mean SD	3.69 1.06	3.38 0.86	-0.31	3.86 0.87	2.61 0.70	-1.24	0.07
	Self-recognition （自己認識）	Mean SD	1.53 0.52	1.38 0.55	-0.16	0.95 0.26	0.76 0.61	-0.19	0.87

SCoRS-J: Schizophrenia Cognition Rating Scale-Japanese version
LASMI: Life Assessment Scale for Mentally Ill

た。

　また先行研究でも示しているように，FEPによって両疾患ともに認知機能および社会機能障害に改善が認められている中で，本研究によりASDのFEPの治療反応性についても，統合失調症と同程度の改善効果が認められた。FEPはもともと慢性期統合失調症患者のために作られた，前頭葉機能障害に特化した階層的かつ包括的なプログラムとしては唯一のCRTである。本研究により，FEPは統合失調症と同様にASDにも存在する前頭葉機能障害に対しても有効であったと言える。両疾患に特徴的な方略学習の困難さに対して，FEPは課題内容および課題方略を的確に言語化することが求められる。そのようなトレーニングが，苦手とする方略学習の内在化の促進に関与し，記憶，遂行機能，言語流暢性などの各項目の改善に影響したと考えられた[21, 25, 34]。社会機能の改善については，Omiyaら[25]やMiyajimaら[21]が述べているように，認知機能の改善による般化のみならず，FEPの治療環境の影響も関与していると考えられた。対象者の思考と言語を一致させ，自己統制感覚が高まった可能性や，能動的かつ主体的なトレーニングによる内発的動機づけの向上，さらには密な関わ

りによる自己効力感や達成感の向上などが，社会機能の改善に影響を及ぼしたと考えられた。

さらに，ASDが統合失調症と同程度の認知機能障害をもち，かつ同程度の治療反応性が認められたという点について考察する。ASDと統合失調症においては，類似性という点でいまだ議論を呼んでいる。歴史的にも自閉症が小児の統合失調症と言われた時代から，まったく別の疾患と認識される時代を経るなどして，さまざまな変遷を経て現在に至っている[1]。最近では認知機能，脳画像研究，さらに発症に関連するリスク遺伝子の共通性などが指摘されており，両疾患の概念の捉え方も着目されている[3, 14, 28, 35]。また，両疾患の関係性について，併存という点で既存の研究レビューをもとに理論モデルが想定されている[4]。なかでも，もともとASDがあるゆえに統合失調症の発症率が上がるというThe increased vulnerability model，両疾患に共通するリスク因子の存在があるというThe associated liabilities model，共通するリスク因子に対立的な変化が生じるというThe diametrical model，最後にスペクトラムである以上一部の病理が重複しているというThe multiple overlapping etiologies modelが，両疾患が併存する理由としてエビデンスが高いとしている[4]。これらのレビュー研究から，本研究の対象者における認知機能障害や治療反応性の類似性が説明できる可能性がある。

上述してきたように，ASDと統合失調症は遺伝子レベルから認知機能障害さらには臨床的特徴についても類似した点が多い。そして疾患の類似性や併存の可能性が高い中で，現在精神科リハビリテーションの対象となるASDは増加している。われわれが示したFEPの有効性や治療反応性の特徴からみても，今後の精神科リハビリテーションの中で，統合失調症のためのCRTをASDにも対象を広げて実施する価値があると考えられた。そして何より疾患にとらわれずに，再発予防として早期からCRTと種々のリハビリテーションを併用して実施していくことが重要であると考えられた。

2）本研究の限界

本研究では，対象者の数が少ないために研究目的に対する結果の解釈が今後のさらなる課題になると考える。今後はASDの症例数を増やしFEPの有効性

を検討していくとともに，両疾患に見られる認知機能障害の特徴および治療反応性について，さらなる検討が必要である。

5．結　論

　本研究では，ASDの認知機能障害の特徴およびFEPによる治療反応性について考察した。ASDと統合失調症においては，先行研究で示されてきた遺伝子レベルや脳画像レベルでの類似性だけでなく，認知機能障害の程度も同程度であった。また，FEPによる治療反応性も両疾患で類似しており，2つの疾患概念の類似性が問われている現在，本研究でみられた治療反応性の類似性についても説明ができると考えられた。だからこそ，統合失調症のみならず，ASDにおいても早期のCRTによる治療が必要であると考えられた。

文　献

1 ）American Psychiatric Association（2013）*Diagnostic and Statistical Manual of Mental Disorders, Fifth edition（DSM-5）*. American Psychiatric Association.［日本精神神経学会日本語版用語監修，高橋三郎・大野裕監訳（2014）DSM-5精神疾患の診断・統計マニュアル．医学書院］

2 ）Baddeley AD（1986）*Working Memory*. Oxford University Press.

3 ）Cheung C, Yu K, Fung G, et al（2010）Autistic disorders and schizophrenia: Related or remote? An anatomical likelihood estimation. *PLoS One*, 5: 1-8.

4 ）Chisholm K, Lin A, Abu-Akel, et al（2015）The association between autism and schizophrenia spectrum disorders: A review of eight alternate models of co-occurrence. *Neurosci Biobehav Rev*, 55: 173-183.

5 ）Critchley HD, Daly EM, Bullmore ET, et al（2000）The functional neuroanatomy of social behaviour: Changes in cerebral blood flow when people with autistic disorder process facial expressions. *Brain*, 123: 2203-2212.

6 ）Delahunty A & Morice R（1993）*A Manual for Neurocognitive Rehabilitation for Patients with Chronic Schizophrenia: Frontal executive program*. New South Wales Department of Health, Albury.［松井三枝・柴田多美子・少作隆子訳（2015）前頭葉・実行機能プログラム（FEP）：認知機能改善のためのトレーニング実践マニュアル．新興医学出版社］

7 ）Green M（1996）What are the functional consequences of neurocognitive deficits in schizophrenia? *Am J Psychiatry*, 153: 321-330.

8) Heaton R, Chelune G, Talley J, et al (1993) *Wisconsin Card Sorting Test Manual, Revised and Expanded*. Psychological Resources, Odessa, FL.

9) Jolliffe T & Baron-Cohen S (1997) Are people with autism and Asperger syndrome faster than normal on the embedded figures test? *J Child Psychol Psychiatry*, 38: 527-534.

10) 神尾陽子・行廣隆次・安達潤, 他 (2006) 思春期から成人期における広汎性発達障害の行動チェックリスト：日本自閉症協会版広汎性発達障害評定尺度（PARS）の信頼性・妥当性についての検討. 精神医学, 48(5): 495-505.

11) Kaneda Y, Sumiyoshi T, Keefe R, et al (2007) Brief assessment of cognition in schizophrenia: validation of the Japanese version. *Psychiatry Clin Neurosci*, 61(6): 602-609.

12) 兼田康宏・住吉太幹・中込和幸, 他 (2008) 統合失調症認知機能簡易尺度日本語版（BACS-J）. 精神医学, 50(9): 913-917.

13) 兼田康宏・上岡義典・住吉太幹, 他 (2010) 統合失調症認知評価尺度日本語版（SCoRS-J）. 精神医学, 52(10): 1027-1030.

14) Kasai K, Shenton M, Salisbury D, et al (2003) Progressive decrease of left Heschl gyrus and planum temporale gray matter volume in first-episode schizophrenia. A longitudinal magnetic resonance imaging study. *Arch Gen Psychiatry*, 60: 766-775.

15) Keefe RS, Goldberg TE, Harvey PD, et al (2004) The Brief Assessment of Cognition in Schizophrenia: reliability, sensitivity, and comparison with a standard neurocognitive battery. *Schizophr Res*, 68: 283-297.

16) Keefe RS, Poe M, Walker TM, et al (2006) The Schizophrenia Cognition Rating Scale: an interview-based assessment and its relationship to cognition, real-world functioning, and functional capacity. *Am J Psychiatry*, 163: 426-432.

17) Keshavan MS, Vinogradov S, Rumsey J, et al (2014) Cognitive training in mental disorders: update and future directions. *Am J Psychiatry*, 171(5): 510-522.

18) 松井三枝 (2012) 統合失調症の認知機能改善療法. Schizophrenia *Frontier*, 13(1): 28-33.

19) McGurk SR, Twamley EW, Sitzer DI, et al (2007) A meta-analysis of cognitive remediation in schizophrenia. *Am J Psychiatry*, 164(12): 1791-1802.

20) Medaria A, Revheim N, Herlands T (2002) *Remediation of Cognitive Deficits in Psychiatric Patients: A clinician's manual*. [中込和幸・最上多美子監訳 (2008)「精神疾患における認知機能障害の矯正法」臨床家マニュアル. 星和書店]

21) Miyajima M, Omiya H, Yamashita K, et al (2016) The effect of cognitive remediation therapy using the frontal/executive program for autism spectrum disorder. *Int J Psychiatry Med*, 51(3): 223-235.

22）Miyajima M, Omiya H, Yamashita K, et al（2018）Therapeutic responses to FEP in autism spectrum disorder: comparison with schizophrenia. *Hong Kong J Occup Ther*, 31(2): 69-75.

23）最上多美子・池澤聡・兼子幸一，他（2012）認知矯正療法NEARについて．*Schizophrenia Frontier*, 13(1): 24-27.

24）成田健一・下仲順子・中里克治，他（1995）特性的自己効力感尺度の検討：生涯発達利用の可能性を探る．教育心理学研究，43: 306-314.

25）Ogai M, Matsumoto H, Suzuki K（2003）fMRI study of recognition of facial expressions in high-functioning autistic patients. *Neuroreport*, 14(4): 559-563.

26）Omiya H, Yamashita K, Miyata T, et al（2016）Pilot study of the effects of cognitive remediation therapy using the frontal/executive program for treating chronic schizophrenia. *Open Psychological Journal*, 09: 121-128.

27）大宮秀淑・傳田健三・山家研司，他（2017）前頭葉・実行機能プログラム（Frontal/Executive Program; FEP）日本語版の紹介．精神医学，59(3): 275-281.

28）Pinkham A, Hopfinger J, Pelphrey K, et al（2008）Neural bases for impaired social cognition in schizophrenia and autism spectrum disorders. *Schizophr Res*, 99: 164-175.

29）Rosvold HE, Mirsky AF, Sarason I, et al（1956）A continuous performance test of brain damage. *J Consult Psychol*, 20(5): 343-350.

30）佐藤さやか（2012）認知機能リハビリテーション．*Schizophrenia Frontier*, 13(1): 53-57.

31）Toichi M & Kamio Y（2002）Long-term memory and levels-of-processing in autism. *Neuropsychologia*, 40(7): 964-969.

32）VCAT-J研究会（2020）Jcoresを用いた認知機能リハビリテーションプログラム．http://vcat-j.jp/（参照2020年8月15日）．

33）Wykes T, Reeder C, Williams C, et al（2003）Are the effects of cognitive remediation therapy（CRT）durable? Results from an exploratory trial in schizophrenia. *Schizophr Res*, 61(2-3): 163-174.

34）Wykes T & Reeder C（2005）*Cognitive Remediation Therapy for Schizophrenia: Theory & Practice*. Routledge.［松井三枝監訳（2011）統合失調症の認知機能改善療法．金剛出版］

35）Wykes T, Reeder C, Landau S, et al（2007）Cognitive remediation therapy in schizophrenia: Randomised controlled trial. *Br J Psychiatry*, 190: 421-427.

36）Wykes T, Huddy V, Cellard C, et al（2011）A meta-analysis of cognitive remediation for schizophrenia: methodology and effect sizes. *Am J Psychiatry*, 168(5): 472-485.

第**9**章

発達障害とうつ病

◆◆◆

Ⅰ　発達障害とうつ病の関係

1．自験100例における発達障害とうつ病の併存

　発達障害とうつ病は併存しやすい病態である。自験例100例の検討において
は，ASD群（19例）ではうつ病９例，双極性障害２例，適応障害２例，
ADHD群（40例）ではうつ病11例，双極性障害３例，適応障害４例，ASD＋
ADHD群（25例）ではうつ病９例，双極性障害１例が併存していた。適応障
害はうつ状態を呈しているが，診断基準を満たさない症例が多くを占める。す
なわち，84例中うつ病は29例（34.5％），双極性障害は６例（7.1％）と高い併
存率を呈していた。

　また，その他の障害群でも，うつ病６例，双極性障害１例が含まれている。
自分は発達障害ではないかと考えて受診したが，うつ病，双極性障害という診
断だった症例である。

2．発達障害とうつ病の併存
1）ASDからみたうつ病

　Mouridsenら [16] によれば，幼児期に自閉症の診断を受けた人の成人期（調
査時平均年齢40歳）までの追跡調査では，対象118人中57人（48.3％）が経過
中に精神科治療の経験があり，対照群の６％に比べて高率であった。併存障害

の診断を受けたものは17％であり，精神病性障害は5.0％，気分障害は3.4％で対照群の3倍の頻度であったという。同じく非定型自閉症（アスペルガー障害や特定不能の広汎性発達障害など）の診断を受けた98人の調査では[17] 68.5％に治療歴があり，精神病性障害は34.8％，気分障害は11.2％であったという。

　Ghaziuddinら[10] の広汎性発達障害をもつ成人35人への半構造化面接による調査では，うつ病は37％に併存し最も頻度の高い併存障害であった。さらに一連の研究をふまえ，広汎性発達障害では年齢が高いほどうつ病の有病率も増し，成人期ではうつ病は社会不安障害とならんで頻度の高い併存障害であるとした[11]。

　わが国では，並木ら[18] が高機能広汎性発達障害の臨床例の横断調査を行った結果，386人中41人（10.6％）に気分障害（大うつ病性障害24人，気分変調性障害17人）が併存したと報告した。また気分障害は年齢が上がるほど併存率が高く，とくにアスペルガー障害との併存が高かったという。杉山[20] も，同じ対象群でさらに多くの466人（3〜50歳：男性351人，女性115人）の中で，最も多い併存症は気分障害であり69例（14.8％）に認められたとしている。さらに，上述のGhaziuddinらの論文から，広汎性発達障害の診断ではないその家族，例えば父親や母親などにもうつ病はとても多く存在し，広汎性発達障害とうつ病は内的な関連があるのではないかという考察を紹介している。ただし，上述の報告は，幼児期に広汎性発達障害と診断を受けた人を長年フォローし，その人たちの成人期に見られた併存障害の中のうつ病について述べているものである。

　DSM-5[2] には，ASDを有する人の約70％が1つの精神疾患を，40％が2つ以上の精神疾患を併存すると記載されている。代表的なものとして，知的能力障害，構造的言語症，ADHD，発達性協調運動症，不安障害，うつ病，睡眠障害，てんかん，摂食障害などがあげられている。

　ADHDの併存障害としては，反抗挑発症，素行症，重篤気分変調症，限局性学習症，不安障害，うつ病，間欠爆発症，物質使用障害，反社会的パーソナリティ障害，強迫性障害，チック症，ASDなどがあげられている[2]。

2）うつ病からみた発達障害

　児童・青年期のうつ病の併存障害については以前より指摘されており，40～90％が何らかの併存障害をもち，20～50％は2つ以上の併存障害をもつと報告されている[4]。AngoldとCostello[3]は，これまで報告された文献の中で，構造化面接とDSM-IIIあるいはDSM-III-Rが用いられた疫学研究を調査し，児童・青年期のうつ病性障害の併存障害を検討した。一般人口におけるうつ病性障害の併存障害は高率に存在し，行為障害および反抗挑発症は21～83％，不安障害は30～75％，ADHDは0～57.1％に合併していた。臨床研究でも同様の結果となっており，行為障害が6～40％，不安障害が8～86％，ADHDは13～24％に合併していたという。DSM-IVでは，児童期のうつ病性障害には，破壊的行動障害，ADHD，不安障害が併存しやすく，青年期のうつ病性障害には，破壊的行動障害，ADHD，不安障害，物質関連障害，摂食障害が合併しやすいとしている。

　児童・青年期のうつ病に関しては，上記のように発達障害との併存が指摘されてきたが，成人期のうつ病と発達障害の関係については，これまでほとんど指摘されることがなかった。DSM-5においても，うつ病の併存症として，物質関連障害，パニック障害，強迫性障害，摂食障害（神経性やせ症，神経性過食症），境界性パーソナリティ障害があげられているのみであり，発達障害の記載はない。それはなぜかについては後述したいと思う。

3．発達障害と精神疾患の遺伝的関連

　これまで，発達障害をもつ人がうつ病，うつ状態を呈しやすいのは，次のように考えられてきた。発達障害の人は，その生きづらさをもつゆえに，健常な人たちと比べると，同等のストレスに晒されても，より強い衝撃を受けることになり，それだけうつ病を含めたさまざまな精神疾患に罹患しやすくなるのではないか，という考えである。しかし，近年の遺伝学的研究によれば，発達障害と他の精神疾患との遺伝的関連を示唆する報告がみられるようになったのである。

　2013年，*Lancet*にゲノムワイド関連解析によって，「5つの精神疾患が遺伝

的に関連している」という，きわめてインパクトのある研究が報告された[7]。ASD，ADHD，うつ病，双極性障害，統合失調症をもつ33,332人と対照群27,888人の遺伝子配列を比較検討した。この研究では，一塩基多型（SNP: Single-nucleotide polymorphism）データを分析して，対象の5つの疾患に関連するものがあるかどうかを検討した。その結果，ASD，ADHD，うつ病，双極性障害，統合失調症に共通の遺伝的リスク因子が存在する可能性が示唆されたのである。もちろん，これらの結果それ自体では，ASD，ADHD，うつ病，双極性障害，統合失調症の発症を予測・説明することはできないが，いくつかの遺伝的リスク因子が，5つの精神疾患の間で共有されていることを示唆していると言える。

Ⅱ　病前性格について

1．うつ病の病前性格

　従来わが国では，笠原・木村分類[13]のⅠ型がいわゆる内因性うつ病の基本形と考えられてきた。すなわち，几帳面，真面目，完璧主義，他者中心の秩序愛，他者配慮性，強い責任感，強迫性などに特徴づけられるメランコリー親和型性格をもつ者が，転勤や昇進，あるいは家族成員の移動などの生活状況の変化に際して発症し，抗うつ薬にはよく反応し，経過もよくて単極性のうつ病が多いというものである。メランコリー親和型性格者は，戦後の復興とそれに続く高度経済成長を支えた者であり，その破綻としてのうつ病の増加はわが国の多くの精神科医の支持を集めた。

　しかし，メランコリー親和型性格が本当にうつ病特異的な性格かという問いに疑問を呈する研究も少なくない。計量的人格検査を用いてメランコリー親和型性格がうつ病の病前性格かを検討した研究では，その結果は一致しておらず[19]，内因性単極性うつ病患者の計量的人格検査得点は，健常対象群よりもむしろ低かったという報告もある[9]。

　こうした類型論的研究に対し，海外では種々の人格特性を個別的に評価する次元論的研究が主流となっている。CostaとMcCraeらによる5因子モデルの

表9-1 「メランコリー型うつ病」と「新型うつ病」の比較[8, 21]

	メランコリー型うつ病	新型うつ病
年　齢	中高年に多い	若い人に多い
気　質	メランコリー親和型性格，執着性格	神経症的性格，神経質
関連病態	典型的な内因性うつ病	現代型うつ病，未熟型うつ病，ディスチミア親和型うつ病
病前性格	几帳面，真面目，完璧主義，秩序愛，他者配慮的，強い責任感，強迫的	こだわり，負けず嫌い，自己中心的，未熟，依存的，過度の自負心，完璧癖
特徴的症候	抑うつ気分，焦燥感，あせり疲弊と自責感（申し訳なさの表明）深刻な自殺念慮	不全感，疲労感，倦怠感回避と他罰的感情（他者への非難）衝動的な自傷，軽やかな自殺企図
気分反応性	なし：いつでも調子が悪い	あり：好きな活動の時は元気になり，仕事や勉学になると調子が悪くなる
認知と行動特性	疾病による行動変化が明らか	どこまでが「生き方」でどこからが「症状経過」か不分明

NEO-PI-R[5] やCloningerによる7因子モデルのTCI（Temperament and Character Inventory)[6] などが代表的である。そして，それらが一致して指摘するのは，うつ病患者の病前には有意に高い「神経質Neuroticism」得点が見られるが，それはうつ病に特異的な所見ではなく，他の精神障害でも見られるものであるということである[19]。

2．新しいタイプのうつ病

　1990年以降，従来のメランコリー親和型性格の破綻では説明がつかない症例が外来を訪れるようになった。その病態は，古くはスチューデント・アパシー[14]，逃避型抑うつ[12] と呼ばれたものと共通する部分が多く，その後，現代型うつ病[15]，未熟型うつ病[1]，ディスチミア親和型うつ病[21] などとさまざ

まに命名されるようになった。学術用語ではないが，いわゆる「新型うつ病」[8]と呼ばれるものと重なる部分が多いと思われる。メランコリー型うつ病と新型うつ病を比較したものが表9-1である[8,21]。

　新型うつ病の人たちは，メランコリー親和型性格とは多くの部分で対称的な特徴をもっている。若い人に多く，こだわりが強く，負けず嫌いなところがある。自己中心的であり，未熟・依存的で，過度の自負心や完璧癖を有することが多い。特徴的症候としては，不全感，疲労感，倦怠感の訴えが多く，困難に対して回避あるいは他罰的感情（他者への非難）を向けることが目立つ。また，衝動的な自傷や軽やかな自殺企図を行うことがある。自分にとって好きなことがあると元気になり，都合の悪い仕事や勉学になると調子が悪くなるという気分反応性が見られ，どこからが「生き方」で，どこまでが「症状経過」か不分明なところがあり，メランコリー型うつ病とはまさに正反対の病像を呈する。

3．発達障害からみた病前性格

　上記のように，これまでうつ病は主に病前性格の側面から検討されてきたと言える。しかし，新型うつ病の人たちのこだわりが強く，自己中心的で未熟な傾向は，性格だけではなく発達障害の側面からも理解する必要があるのではないだろうか。

　関連する「現代型うつ病」においても，職場への帰属意識が希薄，罪悪感の表明が少ない，当惑ないし困惑，自己中心的，他者配慮性が少ない，強迫的な反復性と持続，リズムへの固執などの記載があり[15]，「未熟型うつ病」においても，社会的規範の取り入れが弱い，自己中心的で顕示的，自責性に乏しく他者に攻撃を向けるなどの記載がある[1]。また，「ディスチミア親和型うつ病」では，自己自身への愛着，社会的秩序や役割意識の希薄化，規範に対してストレスと感じる，漠然とした万能感，回避と他罰的感情などの記載が目立つ[21]。

　これらの特徴を新しいタイプのうつ病の病前性格としてだけで理解してよいのであろうか。これらの特徴は，まだ社会経験が浅く，職業人としての訓練が十分ではない発達障害の青年が示す特性と重なる部分が少なくないのではない

だろうか。もちろん，ASDやADHDの診断基準を完全には満たさない症例も多いだろう。しかし，性格と見るよりも，その背景に軽度の発達障害の存在を想定すると理解しやすくなる場合もあるのではないか。

自験例100名の中にも，上記の新しいタイプの類型に近い性格特性をもつ患者は存在した。しかし，詳しい心理教育を受け，通院を続けながら，集団認知行動療法に参加した後，復職したり新しい職場に就職する頃には，上記のような性格特性は目立たなくなっていることが少なくない。むしろ，素直で，真面目で，やや神経質だが表裏のない純粋な青年が，社会のルールを知り，対人関係の要領を学習して，一定の安定を得た状態になっていることが多い。新しいタイプの類型として指摘された性格特徴は，発達障害の特性あるいは困難に直面した時の反応と理解した方がよい場合もあるのではないだろうか。

4．メランコリー親和型性格に内在する発達障害特性

翻って，メランコリー親和型性格を発達障害の視点で見てみよう。戦後復興と高度経済成長という非常に明確な指針のもとで，その本領を発揮することができたメランコリー親和型性格者も，バブルが崩壊し，社会の構造や諸制度が破綻し，一方で規律や規制が緩和されて個人の自由度が増すような状況においては，あまり目立たなくなってきているのではないだろうか。「最近は典型的なメランコリー親和型性格者を見なくなった」と感じている精神科医も多いのではないか。

自験例100名の中には，メランコリー親和型性格に近い性格をもつ人が不適応を呈して来院する事例が見られた。多くは転勤，配置転換，就職をきっかけとし，新しい職場に就いた時，要領の悪さ，仕事の丁寧さゆえの遅さ，完璧を求めすぎる傾向，対人関係がうまくいかないなどを主訴に，「自分は発達障害ではないか」と疑って来院するのである。うつ病，うつ状態を併存していることが多いが，うつ病の治療により発達障害傾向は目立たなくなる症例も少なくない。したがって，発達障害の診断がつかずに「その他の障害群」に含まれる症例もみられる。

彼らの幼少時の発達障害傾向は軽度である。それゆえに周囲へ適応するよう

に必死に努力を重ねていく。社会的規範に過度に従順になったり，他者に過剰に配慮的になったりする。あるいは仕事を丁寧にこなすことや完璧にこなすことで周囲に適応しようとする。そのような適応への努力の結果，メランコリー型性格に近い性格が形作られていくのではないか。発達障害傾向が性格に内在化していくと言うこともできる。そのような場合は，発達障害の診断基準を満たさないため，併存障害として発達障害は記載されないことになる。

　不適応を呈する前までは，必死の努力の結果，かろうじて適応している場合が多い。しかし，転勤後に指導的立場に立ったり，複雑な対人関係の部署に配置転換するなどの彼らにとって閾値以上の心理社会的ストレスに晒された時，破綻を迎えることになる。うつ状態というスタイルだけではなく，発達障害傾向が前景に出現するという表現形をもって発症するのである。

Ⅲ　症例提示

1．就職後，不適応を呈したいわゆる「新型うつ病」の青年

【症例K】初診時22歳，男性，公務員

【主　訴】職場での対人関係がうまくいかない

【診　断】うつ病，ASD，ADHD傾向

　発達歴：正常満期出産。定頸，お座り，始歩など初期運動発達に問題はなかった。他の子どもに興味を示さず，一人遊びが多く，ごっこ遊びもしなかった。指差しで興味のあるものを示したり，母親に見せたい物をもってくることがほとんどなく，母親との共同注視が乏しかった。始語は12カ月であり，子どもが使わないような難しい単語を早く覚えたが，相互的なやり取りは苦手であった。音に過敏であり，夜泣きが強く，一度泣き出したら火がついたように泣くことが多かった。お気に入りのおもちゃをきれいに並べて眺めるのが好きだった。また多動傾向が強く，母親は迷子にならないかいつも心配であったという。幼稚園でも一人遊びが好きだったが，保育者に誘われると，集団行動は可能であった。

　生育歴：小学校は普通学級に入学した。友達はなかなかできなかったが，担

任教師の言うことはきちんと守った。規則を守らない子がいると注意をするため、いじめにあうこともあった。いじめにあった時、家に帰ってから、頭を壁に打ち付けて悔しがっていたというエピソードがあった。音に過敏な傾向は続いており、他の子どもたちが遊ぶスポーツなどにはまったく興味を示さず、ゲームが好きで、やり出すと止まらない傾向が見られた。家ではゲームばかりしていたが、成績はつねにトップであった。

中学校では陸上部に入部した。個人競技であり、自分の成長の跡が数字で表れるので入部したという。ゲームの話ができる友達はいたが、とくに親しい友人はできなかった。家では相変わらずゲームばかりしていたが、成績はよかった。

高校は進学校へ入学した。高校でも陸上部に入部し、長距離専門であった。練習は真面目に取り組み、同じ長距離専門でゲームの趣味も合う友人ができた。現在もこの友人とだけは連絡をとってるという。高校に入ってからは、家では勉強とゲームの時間を分けて行うようになり、高校でも成績は上位を保っていた。

大学は希望の国立大学に入学した。大学でも陸上部に入部したが、上下関係が厳しく、下級生が部室の掃除や洗濯をしなければならないルールが不満であった。それについて上級生と監督に文句を言ったところ、合理的な回答が得られないばかりか、「生意気だ」と怒鳴られたため、1週間で退部した。以後は家庭教師のアルバイトを行っていた。同じゼミの学生と行動をともにすることが多かったが、自分の意見を曲げないため、「空気が読めない」と言われ、仲のよい友人はできなかった。学生時代から公務員を目指しており、公務員試験に合格し、地方都市の市役所に勤務することになった。

現病歴：採用後に配属された部署の歓迎会の席で、部長が「部署の問題点を率直に聞かせてほしい」と言ったため、率直に市役所の問題点を述べたところ、先輩からたしなめられたことに腹が立ったという。また、別の先輩からは、「わからないことがあれば何でも聞くように」と言われたため、細かいことも一つひとつ確認のために聞いたところ、「そんなことは適当にやっておけばいいんだ」と言われた。そのため、その書類を放置していたところ、その先

輩から皆の前で大声で「何できちんとやらないんだ」と叱責された。

それ以来、仕事に対する意欲、気力がわかなくなり、時々欠勤するようになった。欠勤中は家でゲームをしていた。ゲームをしている間は職場のことを考えなくてすむので楽だった。しかし、何のために仕事をしているのか虚しい気持ちになったり、ふと死について考えたりするようになった。

職場のストレスチェックにおいて率直な気持ちでチェックしたところ、「高ストレス者」に該当した。産業医の面接を受けることを勧める文書が届いたため、軽い気持ちで産業医（精神科医）と面接した。そこで、これまでの経過、仕事に対する意欲・気力がないこと、虚しい気持ちになったり、死について考えたりすることを素直に話したところ、「新型うつ病」だと言われて休職を勧められ、当院を紹介された。

初診時面接：礼儀正しく、質問にも誠実に答え、感情表現も豊富で、一見するとASD傾向は感じられない。産業医の診療情報提供書には「規範に対してストレスと感じ、秩序への否定的な感情が認められる。また、漠然とした万能感がみられ、軽やかな自殺念慮が存在する。うつ病の診断基準はかろうじて満たすが軽症であり、内因性のうつ病という印象はなく、いわゆる新型うつ病に該当すると思われる」というコメントが書かれてあった。

本人は、自分がうつ病になったのは上司との対人関係にあると述べ、歓迎会で指示通りに市役所の問題点を述べたことをたしなめられたこと、先輩から言われた通り適当にやったら、皆の前で叱責されたことが原因であり、今でも不満に思っていると述べた。また、皆の前で大声で叱責されたことがトラウマとなって、夢に出てきて目が覚めたり、日中もふとその場面が思い出され、涙があふれて息が苦しくなると述べた。うつ状態も決して軽症ではなく、抑うつ気分および興味・喜びの減退は強く、睡眠障害（中途覚醒、早朝覚醒）、食欲障害（体重は5kg減少）が認められた。気力がわかず、疲労感が強く、思考力・集中力も低下していた。自殺念慮は深刻で方法や決行日時まで決めていた。そのため、休職を勧め、服薬と外来通院治療、および詳しい心理検査、発達検査、認知機能検査を提案した。

心理検査結果：知能検査のWAIS-IVでは、全IQ130であり、群指数は、言語

理解113，知覚推理116，ワーキングメモリ131，処理速度145と非常に高い値であった。言語操作能力は備わっており，類似・単語では結果的に正答はできているが，問題の意図をつかんだ回答をすることが難しい。やり取りの中で相手が何を求めているかを汲み取ることが難しく，本質的でないことに目を向けるために端的で具体性が高い方が理解しやすい。知覚推理では素早く回答できており，抽象的な思考は得意で，推理・推測することができている。積み木は組み立て時の音によって注意集中が途切れやすく，完成時間と精度はその影響を受けた可能性がある。ワーキングメモリでは，情報として取り入れたことを頭の中で素早く処理できていた。より複雑で高度さが要求される思考も得意で，スムーズにこなせていた。また，処理速度のような作業のルールが明確に決められたことは，きわめててきぱきとこなす高い能力をもっていた。

　BACS-Jでは，言語性記憶のみ軽度低下していたが，その他のワーキングメモリ，運動機能，言語流暢性，注意機能，実行機能はすべて高得点（正常域）を示していた。

　PARS-TRの母親評価は，幼児期ピーク得点46点（カットオフ９点），現在（思春期・成人期）ピーク得点45点（カットオフ20点）と，カットオフ値を大きく上回り，中核的な症状はすべて揃っていた。AQ-Jは42点と高く，自らもASDの特徴を強く認識していると思われた。ASRSではパートAが４/６項目，パートBが６/12項目を満たしており，CAARSではT得点が70点を超える尺度が多く，とくに不注意と衝動性・情緒不安定は高得点であり，ADHD傾向も同時にもっていることが示唆された。

　治療経過：休職してうつ病の治療に専念することに同意した。うつ病にはエスシタロプラム10mgから開始し，２週間後に20mgとしてそれを維持量とした。心理検査の結果を詳しく説明し，うつ病，ASD，ADHDについて解説した。発達障害については名前は聞いたことがあったが，自分が当てはまるとは思っていなかったという。詳しい説明を聞いて，これまでの人生の困難さがようやく腑に落ちたと述べた。診断書については，病名の他にうつ病発症に至った経緯を書いてほしいと希望した。そのため，うつ病に至った経緯とASD・ADHDとの関連について，詳細な意見書として提出した。

職場はこの状況を深刻に受け止め，検証委員会を立ち上げて誠実な対応を行った。関係者が本人に直接謝罪し，今後も真摯に対応していくことを約束した。このことは本人の自尊心を高め，心の傷を癒すことに大きく貢献した。これを機に，本人から復職に向けて集団認知行動療法（「ここトレ」）に参加したいと申し出があり，その他の曜日にも外来作業療法を行いたいと希望があった。

　「ここトレ」では，当初は積極的だが場違いな発言も見られたが，次第に冷静で客観的な意見を述べるようになった。また，参加者ともとても仲良くなり，「ここトレ」の後に皆で喫茶店に行ったりするようになった。合計10回すべてに参加し，修了式では「集団の話し合いがこんなに楽しいと思ったことは初めてです」と振り返っていた。

　受診から9カ月後，職場の復職支援プログラムを3カ月間施行した後，本人の希望の部署へ異動して復職となった。自身のきわめて高い事務処理能力が存分に発揮でき，理解ある上司のもとでうまく適応している。いわゆる「新型うつ病」に記載されているような性格傾向はまったく見られていない。

　小括：幼児期には，共同注視が乏しく，相互的な会話のやり取り，コミュニケーションができなかった。ゲームへのこだわりが強く，音への過敏さも認められ，PARS-TRは幼児期，現在ともに高い値であった。ASD傾向およびADHD傾向はともに高く，本人としては主にASD傾向に苦悩しており，ADHD傾向の自覚はあるが大きな悩みとはなっていないと述べたため，主診断はうつ病，併存症としてASDおよびADHD傾向とした。

　うつ病に関しては，ASDを背景にもつ人がうつ病に罹患した時の態度や対処法が，いわゆる「新型うつ病」の表現型に近似しているため，産業医も背景のASD，ADHDを見逃したのだと思われた。本事例には職場がわかりやすいかたちで，誠実に対応したことがプラスに働いた。本人の自尊心は保たれ，心の傷は癒され，復職へのモチベーションが高まった。さらに，集団認知行動療法も奏効し，本人の能力に相応しい部署に配属され，復職することが可能となった。

2．「自分は発達障害ではないか」と受診したメランコリー型うつ病の男性

【症例L】初診時31歳，男性，会社員（休職中）

【主　訴】背部痛，不眠，自分は発達障害ではないか

【診　断】うつ病

発達歴：周産期異常はなく，定頸，お座り，始歩など初期運動発達に問題はなかった。始語は1歳8カ月とやや遅れたが，その後急速に言葉が増えた。しかし相互的な会話はできず，一方的な話し方が多かった。感覚遊びに没頭し，抱かれるのを嫌がる傾向が見られた。3歳時，入眠直後に顔面がけいれんし，よだれが出た後，全身の強直間代けいれん発作に発展するてんかんを発症した。良性ローランドてんかんと診断され，抗てんかん薬の服薬を開始した。12歳までに脳波異常は改善し，服薬も中止した。幼稚園では一人遊びを好み，集団行動には保育者の介助が必要であった。

家族歴：両親と妹との4人暮し。父親はうつ病で10年間の通院歴がある。

生育歴：小学校は普通学級に入学した。真面目，几帳面な性格で，担任教師の言うことは必ず守った。しかし，内気なため授業中に自ら発言することはなかった。仲のよい友達は何人かでき，成績も上位であった。小学校高学年では，コンピュータでゲームをしたり，アニメやイラストを描くことが好きだった。宿題や提出物を忘れることはなかった。

中学では美術部に入部し，コンピュータでイラストや細かなデザインを描くのが得意だった。同じ趣味の友達が何人かでき，友達の家に行って遊ぶことも多かった。課題や趣味を丁寧にやることが得意であったが，時間がかかることが欠点でもあった。

高校は市内の公立高校に入学した。美術工芸部に入部し，友達もできた。コンピュータで描いたデザインが市内の美術展で入賞したこともあった。勉強は熱心に取り組んだが，成績は中位であった。

大学は工学部に入学し，建築デザインコースへ進んだ。趣味であったことを専門的に学べるので，授業にも真面目に参加した。サークル活動は創作活動部というアニメやゲームを創作するサークルに入部し，仲のよい友達もできた。

大学生活は友達にも恵まれて勉学も趣味も充実した生活であった。

現病歴：大学卒業後，建築会社に就職し，パソコンで建築設計をする部署に配属された。仕事は完璧に仕上げなければという気持ちが強く，遅くまで残業することが多かった。多忙ではあるが，やりがいのある毎日を送っていた。上司からは，仕事は丁寧で完璧だが，少し時間がかかると指摘されることが多かった。

入社6年目に，尊敬する2人の上司が独立して立ち上げた会社に誘われて転職した。そこでは，建築設計だけでなく，不慣れな営業の仕事も任された。自分たちで立ち上げた会社を成功させたいという気持ちが強く，多忙ではあるが，かなり無理をして働いていた。

転職2年目（30歳）の時，上司の1人が退職することになり，管理職に抜擢されたが，さまざまな仕事を背負わされることになった。仕事を覚えられず，些細なミスを繰り返すようになり，上司から叱責されることが増えた。とくに，同時に複数のタスクを指示されると，混乱することが多かった。この頃から，「自分は発達障害ではないか」と思い悩むようになった。1つの仕事をこなすのに時間がかかり，帰宅は深夜になり，疲れがたまっていった。

管理職になって3カ月後頃から，早朝に目が覚めるようになり，朝起きるのがつらくなった。食欲も低下し，体重も5kg減少した。さらに，背中に激しい痛みを感じるようになったため，整形外科などを受診したが，原因もわからず，症状は改善しなかった。医師からは精神的な要因もあるため，精神科受診と休養を勧められた。本人は精神科を受診するのであれば，発達障害を診てもらえる当院を希望したという。

初診時面接：憔悴した表情ではあるが，これまでの経過を誠実に話した。抑うつ気分，興味・喜びの減退，食欲不振，体重減少，不眠，精神運動抑制，易疲労感，気力減退，無価値感・罪責感，思考力減退などのうつ症状はすべて揃っており，深刻な自殺念慮をもっていた。皆に迷惑をかけて申し訳ないとしきりに悔やんでいた。

本人および同伴した両親にうつ病であることを説明し，自殺念慮も強いため入院を勧めた。うつ病を経験したことがある父親の説得も奏効し，入院治療を

行うことになった。

入院治療：入院してからは，治療に専念する覚悟が決まり，落ち着いた入院生活を送った。背中の激しい痛みが存在したため，薬物療法としてはデュロキセチン20mgから開始し，60mgまで漸増したところ，順調に改善していった。病棟内では，他患とも適切な距離感で交流をもち，作業療法にも積極的に参加し，スタッフの評価も高く，模範的な患者と言えた。

心理検査結果：知能検査のWAIS-IIIでは，全IQ103（言語性IQ104，動作性IQ101）であり，群指数は言語理解112，知覚統合101，作動記憶88，処理速度89という値であった。言語性IQも動作性IQも平均域であるが，群指数にばらつきが見られた。言語理解は他の能力と比べて高く，知覚統合は平均レベルであった。しかし，作動記憶と処理速度が平均の下と落ち込んでいた。言葉を扱ったり，理解する能力は高く，部分間の情報を相互に関連づけ，全体としてまとめ上げる能力も平均程度備わっている。ただし，同時並行的に複数の作業をこなしていく場面は苦手である。また，スピードを求められ，テンポよく進める仕事も，作業の正確性は高いが，苦手と考えられる。本人のペースが守られ，じっくり考えて推理していく作業は得意と思われた。

BACS-Jでは，言語性記憶，ワーキングメモリ，実行機能は正常範囲であったが，運動機能が重度低下し，言語流暢性，注意機能が中等度低下していた。自分のペースで一つひとつ確実にこなせる状況であれば丁寧な仕事ができるが，情報処理にスピードを求められ，注意を向ける対象や目的を素早く判断して要領よく作業を進めることは苦手であることが示唆された。

PARS-TRの母親評価では，幼児期ピーク得点は18点（カットオフ9点）と高く，現在（思春期・成人期）ピーク得点は8点（カットオフ20点）と，カットオフを下回っていた。現在の得点はうつ病の影響を受けている可能性が考えられた。AQ-Jは37点と高く，自閉傾向について自らも認識していた。ASRSではパートAが2/6項目，パートBが3/12項目を満たしており，CAARSではT得点が60点を超える尺度がなく，ADHD傾向は認められなかった。

幼児期には確かに自閉スペクトラム症の特性はもっていたが，その後の発達により，現在は自閉スペクトラム症の診断基準は満たさないと考えた。現在は

うつ病のために自閉傾向を強く感じている可能性が考えられた。

　その後の経過：以上の結果を詳しく説明したところ，「とても納得しました。発達障害ではないかと思ったところは，うつ病の影響もあったのですね」と気づき，「現在は発達障害の診断基準を満たさないと言われてホッとしました」と述べた。認知機能検査で，とくに運動機能が低下していることが明らかになり，「そういうことだったのか」と深く納得していた。

　2カ月半で退院し，その後復職を目指して集団認知行動療法に参加した。真面目に10回すべてに，遅刻することなく参加できた。セッションでは自ら積極的に発言した。終了後は，「うつ病のリハビリとしてはとてもためになった。参加者の誰が発達障害をもっているのかわからなかった。誰にでも多かれ少なかれそういう傾向はあるのですね」という感想を述べていた。

　その後，無事に復職することができた。復職1年後に，上司や以前6年間働いていた会社の社長と話し合い，管理職ではないが以前の会社に再就職することになった。認知機能検査の結果を考慮して，パソコンで建築設計をする仕事を地道にすることが自分には向いていると考えた末の決断であった。その後の経過は順調である。

　小括：幼児期は，始語が遅れ，会話は一方的であり，感覚遊びに没頭し，抱かれるのを嫌がるASDの特性が認められた。しかしその後の発達により，対人コミュニケーションや社会性は飛躍的に向上し，現在は自閉スペクトラム症の診断基準は満たさなかった。

　就学以降は，几帳面，真面目，他者配慮性などが目立ち，社会人になってからは，強い責任感，完璧主義，他者中心の秩序愛など，メランコリー親和型性格と言ってよい性格と思われた。そのような性格者が新しい職場に転職し，管理職となり，要領の悪さ，仕事の丁寧さゆえの遅さ，完璧を求めすぎる傾向，対人関係がうまくいかないなどを主訴に，「自分は発達障害ではないか」と疑って来院したのである。実際には，深刻な自殺念慮のあるうつ病に罹患しており，自分が発達障害ではないかと思った部分はうつ病の影響もあると思われた。うつ病が改善すると，ASD傾向はほとんど認められなくなった。自らも現在はASDの診断基準を満たさないことに納得し，さらに認知機能検査で明

らかになった運動機能の低下を考慮して，転職した。このような事例は，幼児期のASD特性が，メランコリー親和型性格に内在化されたと考えることも可能かもしれない。

文　献

1 ）阿部隆明・大塚公一郎・永野満，他（1995）「未熟型うつ病」の臨床精神病理学的検討—構造力動論（W. Janzarik）からみたうつ病の病前性格と臨床像．臨床精神病理，16: 239-248.

2 ）American Psychiatric Association（2013）*Diagnostic and Statistical Manual of Mental Disorders, Fifth edition（DSM-5）*. American Psychiatric Association.［日本精神神経学会日本語版用語監修，高橋三郎・大野裕監訳（2014）DSM-5精神疾患の診断・統計マニュアル．医学書院］

3 ）Angold A & Costello EJ（1993）Depressive comorbidity in children and adolescents: empirical, theoretical, and methodological issues. *Am J Psychiatry*, 150: 1779-1791.

4 ）Birmaher B, Brent D, AACAP Work Group on Quality Issues et al（2007）Practice parameter for the assessment and treatment of children and adolescents with depressive disorders, J Am Acad Child Adolesc Psychiatry, 46, 1503-1526

5 ）Costa PT & McCrae RR（1992）*NEO-PI-R: Professional manual*. Psychological Assessment Resources, Odessa, FL.

6 ）Cloninger CR, Svranik DM, Przybeck TR（1993）A psychobiological model of Temperament and character. *Arch Gen Psychiatry*, 50: 975-990.

7 ）Cross-Disorder Group of the Psychiatric Genomics Consortium（2013）Identification of risk loci with shared effects on five major psychiatric disorders: a genome-wide analysis. *Lancet*, 381（9875）: 1371-1379.

8 ）傳田健三（2009）若者の「うつ」—「新型うつ病」とは何か．筑摩書房新社．

9 ）Furukawa T, Nakanishi M, Hamanaka T（1997）Typus melancholicus is not the premorbid personality trait of unipolar（endogenous）depression. *Psychiatry Clin Neurosci*, 51: 197-202.

10）Ghaziuddin M, Weidmer-Mikhail E, Ghaziuddin N（1998）Comorbidity of Asperger syndrome: a preliminary report. *J Interllect Disabil Res*, 4: 279-293.

11）Ghaziuddin M, Ghaziuddin N, Greden J（2002）Depression in persons with autism: implication for research and clinical care. *J Autism Dev Disord*, 32: 299-306.

12）広瀬徹也（1977）「逃避型抑うつ」について．In 宮本忠雄編：躁うつ病の精神病理2．pp.61-86, 弘文堂．

13）笠原嘉・木村敏（1975）うつ状態の臨床的分類に関する研究．精神神経学雑誌，77: 715-735.

14）笠原嘉（1977）青年期．中公新書，中央公論新社．

15）松浪克文・山下喜弘（1991）社会変動とうつ病．社会精神医学，14: 193-200.

16）Mouridsen SE, Rich B, Isager T, et al（2008）Psychiatric disorders in individuals diagnosed with infantile autism as children: A case control study. *J Psychiatr Pract*, 14: 5-12.

17）Mouridsen SE, Rich B, Isager T（2008）Psychiatric disorders in adults as diagnosed as children with atypical autism. A case control study. *J Neural Transm*, 115: 135-138.

18）並木典子・杉山登志郎・明翫光宣（2006）高機能広汎性発達障害にみられる気分障害に関する臨床研究．小児の精神と神経，46: 257-263.

19）坂元薫（2005）うつ病の病前性格・心因・状況因．日本医学会シンポジウム記録集，1347: 15-23.

20）杉山登志郎（2008）高機能広汎性発達障害の精神病理．精神科治療学，23(2): 183-190.

21）樽味伸（2005）現代社会が生む"ディスチミア親和型"．臨床精神医学，34(5): 687-694.

あとがき

大人の発達障害は成人を診る精神科医が担当すべき疾患である

　当院の「大人の発達障害外来」の臨床の実際を報告しながら，いくつかの考察を行った。大人の発達障害が，決して特別な疾患ではないことがおわかりいただけたと思う。精神科医が今まで普通に診察していた患者の中に，実は多くの発達障害の方が含まれていたと言えるだろう。

　内山も述べているように[†1]，発達障害の人の人生において，児童期よりも成人期以降の方がずっと長いのである。発達期に親や周囲の支援を得て適応していた人が，成人期になって就職，結婚，子育てなどの事態に直面することで，多様な精神症状を呈することにより受診する場合も多い。大人になって初めて精神科を受診する発達障害の人も，その主訴はASDやADHDの診断基準にあるような症状とは限らず，抑うつや不安や身体化症状のことも少なくない。成人を診る精神科医は，目の前の患者が発達障害をもつ可能性をたえず想定し，必要なアセスメントを行うことにより，治療方針を立てるうえで新たな視界が広がることもあるだろう。われわれが「大人の発達障害外来」で行っている検査をすべて行う必要はない。自らの施設で施行可能な検査で十分である。いま診ている患者の背景に発達障害が存在するかもしれないと疑うことからすべては始まるのである。

　また，治療も特別なことを行う必要はない。彼らの抱える問題は発達障害の中核症状ばかりではない。むしろ，生活全般の支援である。先にも述べたように，ほとんどの受診者は「広義の適応障害」[†2]であるので，いろいろ工夫して適応の改善を目指すことになる。薬物療法と支持的精神療法を行いながら，こ

---

†1　内山登紀夫（2020）特集にあたって．特集「大人の発達障害」をめぐる最近の動向．精神医学，62(7): 947.
†2　村上伸治（2020）成人発達障害支援における「解説者」．In 中村敬，他（編）日常臨床における成人発達障害の支援：10分間で何ができるか．pp195-208, 星和書店．

れまでの生きづらさに耳を傾け，必要なアドバイスを行っていくのは，これまで成人を診てきた精神科医の真骨頂と言えるのではないだろうか。大人の発達障害は成人を診る精神科医が担当すべき疾患である。

発達障害をもつ人は病態も適応の仕方も十人十色である

　発達障害をもつ人の病態は十人十色である。一目で発達障害をもつとわかる人もいれば，外見上ではまったくわからないばかりか，詳しい面接を行う中でようやく，人の心を理解するために多大な努力をしていることが明らかになる人もいる。主訴がさまざまな精神症状であることも多く，パーソナリティ障害が疑われることも少なくない。発達障害は「地」であり，表面の精神症状は「図」の関係と言える。例えば，ASDをもつ人がうつ病を併発した場合，「図」であるうつ状態が明瞭に前景化してくると同時に，「地」である発達障害傾向も顕在化してくる。そして，「図」であるうつ状態が改善すると，「地」である発達障害傾向も背景に退いていく場合が多い。あるいは，境界性パーソナリティ障害の諸特徴をもつが背景には発達障害が存在する場合，「図」である感情の不安定性，強い衝動性，激しい怒りなどが前面に表出される一方で，何かの拍子に「地」である発達障害の存在に気づく時，ネガティブな逆転移感情が自然に薄れていき，状況によっては，「図」と「地」が入れ替わったかのような様相を呈する場合さえある。

　発達障害をもつ人の適応の仕方もまた十人十色である。筆者はかつて18年間にわたり，ある地方都市の産業医を兼務していたことがある。地方公務員の精神障害による休職者は増加の一途をたどっている。うつ病のために休職している人が大半であるが，発達障害を併存している人も少なくない。そこで，リハビリテーション・プログラムを構築し，安定した職場復帰を実現することができた。うつ病にも発達障害にもリハビリテーションが重要であることを認識したのは，この経験に裏打ちされたものである。ただ，もっと重要なことは「適材適所」ということである。「広義の適応障害」の人たちが適応するためには，適切な場所が必要なのである。とくに発達障害をもつ人にとって「適所」はきわめて重要である。幸いにも市役所という職場には，さまざまな「適所」が存

在した。また同じ職場でも，上司が変われば「適所」にもなり，その逆にもなる。社会全体で，発達障害の特性を理解し，それを尊重し，その人の居場所を見つける配慮が行われるようになることを期待したい。

環境調整と本人の変化・成長を促すアプローチのバランスを考える

　一般に，精神医学における治療や支援には，①環境調整と，②本人の変化・成長を促すアプローチがある[†3]。上に述べた「適材適所」は，まさに環境調整の極みと言えるだろう。しかしそれだけでは，新たな負荷や変化によって再発する可能性はあり，経過の中で本人の変化・成長を促すアプローチを考えることも必ず必要になってくる。患者も自分自身の変化・成長につながる方策を求めてくる。そこで本書では，本人の変化・成長を促すアプローチとして，発達障害に対する精神療法，薬物療法，集団認知行動療法，作業療法・デイケア，認知機能リハビリテーションを提示し，現時点で最新かつ実現可能な方法を考察した。実際の臨床では，個々の患者に応じて，あるいは治療者の置かれた環境に応じて，環境調整と本人の変化・成長を促すアプローチのバランスを考えていくことが，真の治療や支援と言えるのではないかと思う。

　最後に，編集の労をおとりいただいた誠信書房の小寺美都子さんに深謝いたします。小寺さんには，2002年に『子どものうつ病』の編集を担当していていただいて以来お世話になっています。また，新しい視界を広げさせていただきました。そして，これまで治療に携わらせていただいた多くの患者さんおよびそのご家族に心より感謝申し上げます。

　2020年11月7日，コロナ禍で迎える立冬の日に

　　　　　　　　　　　　　　　　　　　　　　　　　　　　傳田健三

[†3]　青木省三（2020）生きづらさを軽減するための支援を工夫する. In 中村敬，他（編）日常臨床における成人発達障害の支援：10分間で何ができるか. pp29-45, 星和書店.

索　引

人名索引

◆◆◆ 著者紹介 ◆◆◆

傳田 健三（でんだ けんぞう）

1957年　静岡県に生まれる
1981年　北海道大学医学部卒業。その後，同大学医学部附属病院精神科，市立旭川病院精神科，市立札幌病院附属静療院児童精神科などで勤務。
1998年　ロンドン大学精神医学研究所，ベスレム王立病院（青年期病棟，摂食障害病棟），モーズレー病院に留学。
1999年　北海道大学大学院医学研究科精神医学分野准教授。
2008年　北海道大学大学院保健科学研究院生活機能学分野教授。
2018年　特定医療法人 社団慈藻会 平松記念病院副院長。
2022年　同病院院長。北海道大学名誉教授。

主要著書
『なぜ子どもは自殺するのか—その実態とエビデンスに基づく予防戦略』新興医学出版社，2018.
『子どものうつ 心の治療—外来診療のための5ステップ・アプローチ』新興医学出版社，2014.
『子どもの双極性障害—DSM-5への展望』金剛出版，2011.
『若者の「うつ」—「新型うつ病」とは何か』筑摩書房，2009.
『子どもの摂食障害—拒食と過食の心理と治療』新興医学出版社，2008.
『子どものうつ 心の叫び』講談社，2004.
『子どものうつ病—見逃されてきた重大な疾患』金剛出版，2002.

大人の発達 障 害の真実
——診断，治療，そして認知機能リハビリテーションへ

2021年2月20日　第1刷発行
2023年6月30日　第2刷発行

著　者	傳田 健三	
発行者	柴田 敏樹	
印刷者	藤森 英夫	

発行所　株式会社 **誠信書房**
〒112-0012 東京都文京区大塚3-20-6
電話03（3946）5666
https://www.seishinshobo.co.jp/

印刷／製本：亜細亜印刷㈱
ISBN 978-4-414-41674-9 C3011

発達性トラウマ障害と
複雑性ＰＴＳＤの治療

杉山登志郎 著

著者が、長年の経験から工夫を重ね実施してきた、外来診療で安全に使うことができる、複雑性PTSDへの簡易型処理を中核とする治療パッケージを紹介。臨床現場では、トラウマ関連の症例が溢れている。その対応を迫られている精神科医や心理士のためのサイコロジカル・ファーストエイドとしての、このトラウマ処理の手技は、現場のニーズに沿うものである。手技の様子は、本書に掲載されたQRコードよりアクセスして視聴できる。

A5判並製　定価（本体1800円＋税）

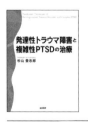

精神分析から見た
成人の自閉スペクトラム
中核群から多様な拡がりへ

福本 修・平井正三 編著

本書は極めて現代的なテーマである自閉スペクトラムの解明と打開に精神分析がいかに貢献できるかという点から収録された臨床例である。

A5判上製　定価（本体4800円＋税）

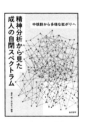